精神疾患の薬物療法ガイド

編集
稲田 俊也

監修
稲田 俊也・稲垣　中
伊豫 雅臣・尾崎 紀夫

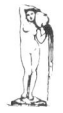

星 和 書 店

Seiwa Shoten Publishers

2-5 Kamitakaido 1-Chome
Suginamiku Tokyo 168-0074, Japan

執筆者一覧

秋元 武之	医療法人同仁会木更津病院精神科・神経科	
稲垣　中	慶應義塾大学大学院健康マネジメント研究科 准教授	
稲田 俊也	財団法人神経研究所附属晴和病院 副院長	
伊豫 雅臣	千葉大学大学院医学研究院精神医学 教授	
入谷 修司	名古屋大学大学院医学系研究科発達老年精神医学分野 准教授	
岩本 邦弘	医療法人生生会松蔭病院精神科	
大上 俊彦	国立がんセンター中央病院緩和ケア科	
岡田　保	岡田クリニック睡眠障害研究室	
尾崎 紀夫	名古屋大学大学院医学系研究科精神医学・親と子どもの心療学分野 教授	
粥川 裕平	名古屋工業大学大学院 教授，保健センター長，岡田クリニック睡眠障害研究室	
菊池 周一	袖ヶ浦さつき台病院 院長	
北島 剛司	藤田保健衛生大学精神医学講座	
髙橋 長秀	Department of Psychiatry, Mount Sinai School of Medicine	
細金 奈奈	国立成育医療センター	
村瀬 聰美	名古屋大学大学院教育発達科学研究科 教授	
吉尾　隆	社会福祉法人桜ヶ丘記念病院薬剤部 部長	
渡邉 博幸	千葉大学大学院医学研究院精神医学 講師	

(五十音順)

はじめに

　1996年にわが国最初の非定型抗精神病薬リスペリドンが導入され，その後1999年にはわが国最初の選択的セロトニン再取り込み阻害薬フルボキサミンが使用可能となり，わが国の精神科薬物療法は新時代に突入していった。1990年代後半から今日までに5種類の非定型抗精神病薬と4種類のSSRI・SNRIが出揃い，またアルツハイマー型認知症治療薬や睡眠薬のゾルピデムなども上市されるなど，この数年間にさまざまな向精神薬が使用可能となり，欧米で提唱される精神科薬物療法アルゴリズムやガイドラインを参考にできる向精神薬のラインナップがようやくわが国でも整いつつある状況である。

　本書は，これから精神疾患の薬物療法について学ぼうとする臨床研修医や精神科レジデント，精神疾患患者の治療や臨床精神薬理学研究を行う精神科医や，精神科領域の患者に遭遇することが多いプライマリケア医を対象に，代表的な精神疾患の薬物療法について，最近の知見やエビデンスを集約し，日常臨床に生かせるようにまとめた薬物療法ガイドである。

　本書の構成は，まず向精神薬の分類とわが国で日常臨床に使用可能な向精神薬のラインナップを紹介し，続いて統合失調症，うつ病，躁病及び双極性障害，不安障害，睡眠障害，ストレス関連障害・摂食障害など各種精神疾患別の薬物療法について詳述している。また，別の切り口として，児童精神医学領域や老年精神医学領域，あるいは妊娠期・授乳期における精神科薬物療法を行う際の留意点についても要約し，最後に臨床精神薬理学研究を行う際に必要な知識となる向精神薬の等価換算と向精神薬の薬効評価に用いられる評価尺度について紹介している。

　本書が，日常臨床で精神科薬物療法を行う際や臨床精神薬理学研究を行う際に少しでもお役に立てば，著者らにとってはこの上ない喜びである。

2007年12月

著者を代表して　　稲田　俊也

目 次

執筆者一覧 ii
はじめに iii
略語一覧 xi

第1章　向精神薬の分類 ―――――――――― 1

1　抗精神病薬　1
1) 第一世代（定型）抗精神病薬　1
2) 第二世代（非定型）抗精神病薬　2
3) 持効性抗精神病薬（デポ剤）　4

2　抗パーキンソン薬　4

3　抗うつ薬　5
1) 三環系抗うつ薬　6
2) 四環系抗うつ薬　7
3) トリアゾロピリジン系抗うつ薬　7
4) 選択的セロトニン再取り込み阻害薬　7
5) セロトニン・ノルアドレナリン再取り込み阻害薬　7

4　気分安定薬　8
1) 炭酸リチウム　8
2) カルバマゼピン　8
3) バルプロ酸ナトリウム　9

5　抗不安薬　9
1) ベンゾジアゼピン系抗不安薬　9
2) アザピロン誘導体　10
3) β-アドレナリン受容体遮断薬　11

6　睡眠薬　11
1) ベンゾジアゼピン系睡眠薬　11
2) 非ベンゾジアゼピン系睡眠薬　12

■参考文献　13

第2章　統合失調症の薬物療法 ———————————15

1　統合失調症治療の目的　15
2　統合失調症の3段階の治療ステージ　15
　1）急性期　16
　2）回復期　17
　3）安定期　18
3　第二世代抗精神病薬の種類と薬理特性　19
　1）従来型抗精神病薬の問題点と第二世代抗精神病薬の登場　19
　2）第二世代抗精神病薬の種類　21
4　治療薬の選択と用量設定　23
　1）第二世代薬の有効性からみた選択の目安　23
　2）第二世代薬の有害作用からみた選択の目安　24
　3）第二世代抗精神病薬の用量設定　28
　4）どの第二世代薬を第一選択にするのか　30
5　治療効果が得られないときはどうするのか　31
　1）治療効果とは　31
　2）切り替え（スイッチング）の方法　32
　3）切り替えの問題点・注意点　33
6　増強療法　34
7　終わりにかえて　36

■参考文献　36

第3章　うつ病の薬物療法 ———————————39

1　はじめに　39
2　大うつ病性障害の生物学的背景　40
3　急性期治療　40
　1）抗うつ薬の選択　40
　2）抗うつ薬の副作用　41
　3）抗うつ薬の薬物学的相互作用　44
　4）服薬に関する指導　44
　5）効果判定　45

6）治療が十分に有効でないとき　46
4　抗うつ薬以外の薬剤の使用　48
　1）抗不安薬　48
　2）抗精神病薬　48
5　再燃・再発予防と長期予後　49
6　小児期および高齢者の大うつ病性障害の薬物療法　49
　1）小児期の大うつ病性障害の薬物療法　49
　2）高齢者の大うつ病性障害の薬物療法　50
7　各抗うつ薬の特色　51
　1）選択的セロトニン再取り込み阻害薬　51
　2）セロトニン・ノルアドレナリン再取り込み阻害薬　51
　3）三環系抗うつ薬　52
　4）四環系抗うつ薬　52
　5）トラゾドン　52
　6）スルピリド　52
8　おわりに　53
　■参考文献　53

第4章　双極性障害の薬物療法 ―――― 57

1　はじめに　57
2　双極性障害の診断　58
3　躁病相，混合性病相の薬物療法　58
4　うつ病相の薬物療法　59
5　急速交代型の薬物療法　61
6　維持療法　61
7　おわりに　63
　■参考文献　64

第5章　不安障害の薬物治療 ―――― 67

1　不安障害とは　67

2 不安障害の治療に用いられる薬物　67
  1）選択的セロトニン再取り込み阻害薬　68
  2）ベンゾジアゼピン系抗不安薬　71
  3）三環系抗うつ薬　73
  4）セロトニン・ノルアドレナリン再取り込み阻害薬　73
  5）タンドスピロン　74
3 パニック障害　74
4 強迫性障害　75
5 社会不安障害　75
6 全般性不安障害　76
7 外傷後ストレス障害　77
  ■参考文献　78

第6章　睡眠障害の薬物療法 ─────────────81

1 はじめに　81
2 不眠症　82
  1）不眠症治療の際の睡眠衛生教育　83
  2）睡眠薬の使い方　84
3 過眠症　91
  1）過眠症治療の際の睡眠衛生教育　92
  2）過眠症の身体的療法　92
    ●ナルコレプシー　92
4 概日リズム睡眠障害　95
5 その他の睡眠障害　97
  1）睡眠時無呼吸症候群　97
6 まとめ　98
  ■参考文献　99

第7章　ストレス関連障害・摂食障害の薬物療法 ─── 101

1　重度ストレス反応および適応障害　101
　1）急性期の反応　101
　2）外傷後ストレス障害　101
　3）適応障害　105
2　摂食障害　106
　1）神経性無食欲症　107
　2）神経性大食症　109
■参考文献　111

第8章　児童思春期における精神科薬物療法 ─── 113

1　児童思春期における薬物療法の特徴　113
　1）標的症状を定める　113
　2）薬物療法の安全性　114
　3）多くは適応外使用となる　115
2　注意欠陥／多動性障害　115
　1）中枢刺激薬　117
　2）三環系抗うつ薬　120
　3）α作動薬　120
3　広汎性発達障害　121
　1）抗精神病薬　122
　2）選択的セロトニン再取り込み阻害薬　123
　3）その他の薬剤　123
4　攻撃的行動　123
　1）抗精神病薬　124
　2）気分安定薬　125
　3）その他　125
5　気分障害　125
　1）うつ病　125
　2）双極性障害　129
6　不安障害　131

1）強迫性障害　131
　2）ほかの不安障害　132

■参考文献　132

第9章　老年期における精神科薬物療法 ―――137

 1　はじめに　137
 2　老年期の精神障害　139
 3　認知症　141
　1）概念　141
　2）認知症の原因疾患とその薬物治療　141
　3）薬物療法　143
 4　せん妄　149
　1）概念　149
　2）病態把握　150
　3）薬物治療　151
 5　老年期の抑うつ状態およびうつ病　152
　1）概念　152
　2）病態把握　152
　3）薬物治療　153
 6　老年期の幻覚妄想　153
　1）概念　153
　2）病態把握　154
　3）薬物治療　155
 7　老年期の睡眠障害　155
　1）概念　155
　2）病態把握　156
　3）薬物治療　157
 8　老年期にみられる神経症性障害　157
　1）概念　157
　2）病態把握　158
　3）薬物治療　159

9 高齢者の薬物治療に関する注意点　160
■参考文献　161

第10章　妊娠期・授乳期の精神科薬物療法 ―――163
1 はじめに　163
2 気分障害　164
 1) うつ病　164
 2) 躁うつ病　168
3 精神病性障害（統合失調症および産後精神病）　169
4 不安障害　172
5 おわりに　173
■参考文献　174

第11章　向精神薬の等価換算 ―――177
1 等価換算とは　177
2 抗精神病薬の等価換算　179
3 抗パーキンソン薬の等価換算　182
4 抗うつ薬の等価換算　183
5 抗不安薬／睡眠薬の等価換算　184
6 等価換算の使用上の留意点　187
■参考文献　188

第12章　向精神薬の薬効評価に用いられる評価尺度 ―――189
1 統合失調症の薬効評価に用いられる評価尺度　189
 1) Brief Psychiatric Rating Scale（BPRS）　189
 2) Positive and Negative Syndrome Scale（PANSS）　190
 3) Drug Induced Extra-Pyramidal Symptoms Scale（DIEPSS）　190
2 気分障害の薬効評価に用いられる評価尺度　191
 1) Hamilton Depression Scale（HAM-D）　191
 2) Montgomery-Åsberg Depression Rating Scale（MADRS）　191

    3) Young Mania Rating Scale（YMRS） 192
  3 不安障害の薬効評価に用いられる評価尺度 192
    1) Hamilton Anxiety Scale（HAM-A） 192
    2) リーボヴィッツ社会不安尺度（L-SAS） 193
    3) パニック障害重症度評価尺度（PDSS） 193
    4) Yale-Brown Obsessive Compulsive Scale（Y-BOCS） 193
  4 認知症の薬効評価に用いられる評価尺度 194
    1) Behavioral Pathology in Alzheimer's Disease（Behave-AD） 194
    2) Mini Mental State Examination（MMSE） 194
    3) 改訂長谷川式簡易知能評価スケール（HDS-R） 194

■参考文献 195

略語一覧

ADHD	attention-deficit/hyperactivity disorder	注意欠陥/多動性障害
BZD	benzodiazepine	ベンゾジアゼピン
DSS	dopamine system stabilizer	ドパミンシステム安定薬
MAOI	monoamine oxidase inhibitors	モノアミン酸化酵素阻害薬
MARTA	multi-acting receptor targeted antipsychotics	多元受容体標的化抗精神病薬
OCD	obsessive compulsive disorder	強迫性障害
PTSD	posttraumatic stress disorder	心的外傷後ストレス障害
SARI	serotonin antagonist and reuptake inhibitors	セロトニン遮断・再取り込み阻害薬
SDA	serotonin dopamine antagonists	セロトニン・ドパミン遮断薬
SNRI	serotonin-noradrenaline reuptake inhibitors	セロトニン・ノルアドレナリン再取り込み阻害薬
SSRI	selective serotonin reuptake inhibitors	選択的セロトニン再取り込み阻害薬
TCA	tricyclic antidepressants	三環系抗うつ薬

第1章

向精神薬の分類

吉尾 隆，稲田 俊也

　向精神薬とは広義には人間の精神機能に何らかの影響を与える薬剤全ての総称であり，精神科領域における治療に広く使用されている。中枢神経系に対する選択的な作用を持ち，主として精神機能や行動などに何らかの特徴的な変化を起こす薬剤であり，抗精神病薬，抗うつ薬，気分安定薬，抗不安薬，睡眠薬などに分類される。

1　抗精神病薬

　抗精神病薬は，第一世代（定型）抗精神病薬と第二世代（非定型）抗精神病薬に分類される（表1.1）。非定型抗精神病薬の定義は，clozapineの研究以来難治性の幻覚・妄想，陰性症状，認知機能障害などの精神症状への効果，錐体外路症状の減弱あるいは消失，プロラクチンの上昇を起こさないことの3要素に整理されている[1]。そして現在，国内では非定型抗精神病薬として，リスペリドン，オランザピン，クエチアピン，ペロスピロン，アリピプラゾールが使用可能であり，clozapine，lurasidone，blonanserinなどの開発がすすめられている。

1）第一世代（定型）抗精神病薬

　定型抗精神病薬は，種類によってはヒスタミンH_1，ノルアドレナリン$α_1$，アセチルコリン，セロトニン$5HT_{2A}$などの受容体遮断断作用を有する

薬剤もあるが，ドパミンD_2受容体の遮断作用を有することが共通の基礎薬理学的特性とされる初期に開発された抗精神病薬の一群である。幻覚妄想状態の改善や不穏興奮状態に対する鎮静作用など，統合失調症の急性期における陽性症状には優れた効果を発揮するが，感情の平板化，会話貧困，欲動低下などの陰性症状に対する効果は乏しく，共通の副作用として，錐体外路症状や遅発性ジスキネジア，自律神経症状，プロラクチン上昇作用などがある。

2）第二世代（非定型）抗精神病薬

現在，非定型抗精神病薬の開発が盛んに行われ，国内ではリスペリドン，オランザピン，クエチアピン，ペロスピロン，アリピプラゾールが使用可能となっている。これらの薬剤は第二世代抗精神病薬としてドパミン神経系の遮断のみならず，セロトニン受容体にも強力な遮断作用を示すセロトニン・ドパミン遮断薬（SDA）というカテゴリーに含まれるリスペリドンやペロスピロンをはじめ，clozapine類似の様々な受容体に親和性を有する多元受容体標的化抗精神病薬（MARTA）というカテゴリーが提唱されているオランザピン，クエチアピンのほか，ドパミンシステム安定薬（DSS）として開発されたドパミンD_2受容体部分作動薬のアリピプラゾールがある。このほか，clozapineやクエチアピンはfast dissociation仮説[3]に基づき，ドパミンD_2受容体を高率に占拠するもののその後急速に解離するドパミンD_2受容体に対する親和性が緩い薬剤の一群として分類されることがある。

a　セロトニン・ドパミン遮断薬

セロトニン・ドパミン遮断薬（SDA）は薬理学的にドパミン受容体遮断作用と各種セロトニン受容体遮断作用を併せ持つ抗精神病薬で，特にセロトニン受容体に対する親和性がドパミン受容体に対する親和性を上回っていることが特徴といわれている。また，ドパミン系に対して抑制的に働くセロトニンニューロンが，抗セロトニン作用により解除されドパミン放出に脱抑制が働くため錐体外路症状が少なく，残遺的陰性症状をより少なくし，認知機能を低下させることなく治療ができるといわれている。

表1.1 抗精神病薬

分類			一般名	商品名	規格, 剤形
第一世代（定型）抗精神病薬	フェノチアジン系	アルキルアミノ側鎖	クロルプロマジン	ウインタミン	錠：12.5mg, 25mg, 50mg, 100mg　細粒：10%（コントミンは注：10mg, 25mg, 50mgあり）
			レボメプロマジン	ヒルナミン	錠：5mg, 25mg, 50mg　散：50%　細粒：10%　注：25mg
		ピペリジン側鎖	thioridazine（発売中止）	メレリル（発売中止）	錠：10mg, 25mg, 50mg, 100mg　散：10%
			プロペリシアジン	ニューレプチル	錠：5mg, 10mg, 25mg　細粒：10%　液：1%
		ピペラジン側鎖	トリフロペラジン	トリフロペラジン	錠：2.5mg, 5mg　散：1%
			フルフェナジン	フルメジン	錠：0.25mg, 0.5mg, 1mg　散：0.2%
			デカン酸フルフェナジン	フルデカシン	注（デポ剤）：25mg
			プロクロルペラジン	ノバミン	錠：5mg　注：5mg
			perazine（発売中止）	ブシトミン（発売中止）	錠：25mg, 50mg　散：10%
			ペルフェナジン	ピーゼットシー	錠：2mg, 4mg, 8mg　散：1%　注：2mg
	ブチロフェノン系		スピペロン	スピロピタン	錠：0.25mg, 1mg　散：0.3%
			チミペロン	トロペロン	錠：0.5mg, 1mg, 3mg　細粒：1%　注：4mg
			ハロペリドール	セレネース	錠：0.75mg, 1mg, 1.5mg, 3mg　細粒：1%　散：0.2%　注：5mg
			デカン酸ハロペリドール	ハロマンス	注（デポ剤）：50mg, 100mg
			ブロムペリドール	インプロメン	錠：1mg, 3mg, 6mg　細粒：1%
			フロロピパミド（別名：ピパンペロン）	プロピタン	錠：50mg　散：10%
			モペロン	ルバトレン	錠：5mg　散：10%
	チオキサンテン系		thiothixene（発売中止）	ナーベン（発売中止）	錠：5mg, 10mg　細粒：10%
	ジフェニルブチルピペリジン系		ピモジド	オーラップ	錠：1mg, 3mg　細粒：1%
	ベンザマイド系		スルトプリド	バルネチール	錠：50mg, 100mg, 200mg　細粒：50%
			スルピリド	ドグマチール	錠：50mg, 100mg, 200mg　カプセル：50mg　細粒：10%, 50%　注：50mg, 100mg
			ネモナプリド	エミレース	錠：3mg, 10mg　細粒：2%
	チエピン系		clotiapine（発売中止）	デリトン（発売中止）	錠：20mg, 40mg　散：10%
			ゾテピン	ロドピン	錠：25mg, 50mg, 100mg　細粒：10%, 50%
	インドール系		オキシペルチン	ホーリット	錠：20mg, 40mg　散：10%
			レセルピン	アポプロン	錠：0.25mg　散：0.1%　注：0.3mg, 0.5mg, 1mg
	イミノベンジル系		カルピプラミン	デフェクトン	錠：25mg, 50mg　散：10%
			クロカプラミン	クロフェクトン	錠：10mg, 25mg, 50mg　顆粒：10%
			モサプラミン	クレミン	錠：10mg, 25mg, 50mg　顆粒：10%
第二世代（非定型）抗精神病薬	ベンズイソキサゾール系		リスペリドン	リスパダール	錠：1mg, 2mg, 3mg　細粒：1%　液：0.1%（30, 100ml瓶　0.5, 1, 2, 3ml／包）OD錠（口腔内崩壊錠）：1mg, 2mg
	チエノベンゾジアゼピン系		オランザピン	ジプレキサ	錠：2.5mg, 5mg, 10mg　ザイディス錠（口腔内崩壊錠）：5mg, 10mg　細粒：1%
	ジベンゾチアゼピン系		クエチアピン	セロクエル	錠：25mg, 100mg　細粒：50%
	ベンズイソチアゾール系		ペロスピロン	ルーラン	錠：4mg, 8mg
	キノリノン系		アリピプラゾール	エビリファイ	錠：3mg, 6mg, 12mg　散：1%

b Multi-acting receptor targeted antipsychotics（MARTA）

ドパミンD_2受容体以外のドパミン受容体やセロトニン受容体に高い親和性をもつが，その他の様々な受容体に対しても親和性を持ち，これらの作用が相互的に関連して抗精神病作用を表すと考えられている。このような作用を有する薬剤としてクエチアピン，オランザピンなどがある。

c ドパミンD_2受容体部分作動薬

ドパミンD_2受容体部分作動薬（dopamine D_2 partial agonist）とは，ドパミンD_2受容体に親和性を持ち，その固有活性が内在性のフルアゴニストであるドパミンに比べて小さい物質と定義されている。ドパミンD_2受容体を完全に遮断するのではなく，シナプス間隙のドパミン濃度に応じて刺激の伝達を調整する。つまり，内在性のドパミンが強いときにはアンタゴニスト（遮断薬）として作用し，安定した刺激を伝達するが，逆に活性が低いときにはアゴニスト（刺激薬）として作用し，神経伝達を安定させる。ドパミンD_2受容体パーシャルアゴニストとしてはアリピプラゾールがあり，DSSに位置付けられる。

3）持効性抗精神病薬（デポ剤）

デカン酸フルフェナジンやデカン酸ハロペリドールは，筋肉内投与により加水分解されて血中に移行しその作用を持続的に発揮する持効性抗精神病薬（デポ剤）であり，1回の注射により2～4週間の効果の持続がみられる。特異的な拮抗薬がないため，ほかの抗精神病薬により症状が安定していること，副作用の既往歴などを確認してから使用する。デポ剤は統合失調症の再発予防のための維持療法に適しており，患者や家族に対する十分な治療教育を行った上で使用すべき薬剤である。

2 抗パーキンソン薬

パーキンソン病およびパーキンソン症状の治療に用いられる抗パーキンソン薬はレボドパなどドパミン系を増強する薬剤をはじめ，抗コリン薬や

抗ヒスタミン薬があるが，精神科領域では，ドパミン放出促進薬のアマンタジンを除いて，ドパミン系に作動する抗パーキンソン薬は原疾患の統合失調症を悪化する危険性のあることから，用いられることはほとんどなく，主として，ビペリデンなどの抗コリン薬やプロメタジンなどの抗ヒスタミン薬が，抗精神病薬の副作用として発現する薬原性錐体外路症状に対して使用される（表1.2）。

表1.2 抗パーキンソン薬

分類	一般名	商品名	規格，剤形
ドパミン放出促進薬	アマンタジン	シンメトレル	錠：50mg, 100mg／細粒：10%
抗コリン薬	ビペリデン	アキネトン	錠：1mg／細粒：1%／注：5mg
	マザチコール	ペントナ	錠：4mg／散：1%
	メチキセン	コリンホール	錠：2.5mg／散：1%
	ピロヘプチン	トリモール	錠：2mg／細粒：2%
	プロフェナミン	パーキン	錠：10mg, 50mg／散：10%
	トリヘキシフェニジル	アーテン	錠：2mg／散：1%
抗ヒスタミン薬	ジフェンヒドラミン	レスタミン	錠：10mg／散：10%
		レスミン	注：10mg, 30mg
	ヒドロキシジン	アタラックス	錠：10mg, 25mg
		アタラックス-P	カプセル：25mg, 50mg／散：10%／シロップ：0.5%／ドライシロップ：2.5%／注：25mg, 50mg
	プロメタジン	ピレチア	錠：5mg, 25mg／散：10%／注：25mg

3 抗うつ薬

　抗うつ効果は脳内におけるモノアミン酸化酵素阻害作用によることから，ノルアドレナリンやセロトニンの働きがうつ病の発現に大きく関与していることが推定されている。したがって，脳内におけるノルアドレナリンやセロトニンの活性を高めることが抗うつ作用の発現には重要で，このような作用を持つ薬剤が抗うつ薬として現在使用されている。現在，国内で使用されている抗うつ薬は三環系抗うつ薬（TCA），四環系抗うつ薬，トリアゾロピリジン系抗うつ薬，選択的セロトニン再取り込み阻害薬（SSRI），セロトニン・ノルアドレナリン再取り込み阻害薬（SNRI）など

表1.3 抗うつ薬

分類		一般名	商品名	規格,剤形
第一世代抗うつ薬	三環系抗うつ薬	アミトリプチリン	トリプタノール	錠：10mg, 25mg
		クロミプラミン	アナフラニール	錠：10mg, 25mg／注：25mg
		desipramine (発売中止)	パートフラン (発売中止)	錠：25mg
		イミプラミン	トフラニール	錠：10mg, 25mg
		ロフェプラミン	アンプリット	錠：10mg, 25mg
		ノルトリプチリン	ノリトレン	錠：10mg, 25mg
		トリミプラミン	スルモンチール	錠：10mg, 25mg／散：10%
第二世代抗うつ薬		アモキサピン	アモキサン	カプセル：10mg, 25mg, 50mg／細粒：10%
		ドスレピン	プロチアデン	錠：25mg
	四環系抗うつ薬	マプロチリン	ルジオミール	錠：10mg, 25mg, 50mg
		ミアンセリン	テトラミド	錠：10mg, 30mg
		セチプチリン	テシプール	錠：1mg
	トリアゾロピリジン系（SARI）	トラゾドン	デジレル, レスリン	錠：25mg, 50mg
ベンザミド系		スルピリド	ドグマチール	錠：50mg, 100mg, 200mg／カプセル：50mg／細粒：10%, 50%／注：50mg, 100mg
選択的セロトニン再取り込み阻害薬（SSRI）		フルボキサミン	デプロメール, ルボックス	錠：25mg, 50mg
		パロキセチン	パキシル	錠：10mg, 20mg
		セルトラリン	ジェイゾロフト	錠：25mg, 50mg
セロトニン・ノルアドレナリン再取り込み阻害薬（SNRI）		ミルナシプラン	トレドミン	錠：15mg, 25mg
MAO阻害薬		safrazine (発売中止)	サフラ (発売中止)	錠：5mg

がある（表1.3）。

1）三環系抗うつ薬

　三環系抗うつ薬（TCA）は抗うつ薬として初めて使用された薬剤であり，現在でも広く使用されている。うつ病に対する改善率は70〜80％といわれ，効果は高いが抗コリン作用や抗アドレナリン作用に関連した副作用が多く，慎重な投与が求められる薬剤である。

2) 四環系抗うつ薬

抗コリン性および抗アドレナリン性の副作用が強い三環系の抗うつ薬の副作用を軽減する目的で，次世代の抗うつ薬として開発されたのが四環系の抗うつ薬である．しかし，マプロチリンはほかの抗うつ薬に比べけいれんの惹起作用が強く，ミアンセリンは催眠作用が強いため，これらの点に注意して使用する必要がある．

3) トリアゾロピリジン系抗うつ薬

トリアゾロピリジン系抗うつ薬のトラゾドンは，セロトニン遮断・再取り込み阻害薬（SARI）とも呼ばれ，SSRIの発売までは，抗うつ薬の中ではセロトニンに対する選択性が高く，最も抗コリン性の副作用が少ない薬剤として使用されてきた．副作用としては，眠気，集中困難，記名力低下のほか，まれに持続性勃起などがある．

4) 選択的セロトニン再取り込み阻害薬

選択的セロトニン再取り込み阻害薬（SSRI）は抗うつ効果そのものはTCAに比してやや弱いながらも，同等の効果を示すといわれている．さらに口渇，便秘，尿閉，起立性低血圧，体重増加，鎮静，心毒性などの副作用が少なく，安全性の高い治療薬として，うつ病のほか，強迫性障害，パニック障害，社会不安障害などに適応があり，衝動制御障害，外傷後ストレス障害，境界性人格障害，摂食障害などを含めたほかの障害にも広く用いられることがある[2]．わが国で使用可能なSSRIとして，フルボキサミン，パロキセチン，セルトラリンがあり，このほかエスシタロプラムが開発中である．

5) セロトニン・ノルアドレナリン再取り込み阻害薬

セロトニン・ノルアドレナリン再取り込み阻害薬（SNRI）は，セロトニンとノルアドレナリンの再取り込み阻害作用を持ち，脳内におけるセロトニンとノルアドレナリンをバランス良く増強することによってうつ状態を改善する薬剤であり，TCAとほぼ同等の抗うつ効果を有する．効果の

発現時間が1〜2週間と比較的短く,一方で,SSRIと同様に,TCAのような副作用がほとんどみられないことから,安全性の高い薬剤として広く使用されている。わが国ではミルナシプランが使用可能であり,ベンラファキシンが開発中である。

4 気分安定薬

気分安定薬とは炭酸リチウム,カルバマゼピン,バルプロ酸ナトリウムなどの躁病エピソードに対する治療効果を有する薬剤のことである(表1.4)。

表1.4 気分安定薬

分類	一般名	商品名	規格,剤形
気分安定薬	炭酸リチウム	リーマス	錠:100mg,200mg
	カルバマゼピン	テグレトール	錠:100mg,200mg/細粒:50%
	バルプロ酸ナトリウム	デパケン	錠:100mg,200mg/R錠(徐放錠):100mg,200mg/細粒:20%,40%/シロップ:5%

1) 炭酸リチウム

炭酸リチウムは躁病エピソードの鎮静と双極性気分障害の再発予防に効果がある。その正確な作用機序については現在解明がすすめられているが,躁病の軽症例では炭酸リチウムのみでの治療が可能である。しかし,効果の発現までに2〜3週間を要することから,急性の躁状態ではハロペリドール,カルバマゼピン,クロナゼパム,バルプロ酸ナトリウムなどが併用されることがある。また炭酸リチウムは,血中濃度の治療域は服薬12時間後の測定で0.5〜1.0mEq/lの範囲とされ,この濃度を超えると中毒症状が出やすくなる。したがって,定期的に血中濃度をモニターしながら使用する。

2) カルバマゼピン

カルバマゼピンは急性躁病エピソードの治療,双極性気分障害の予防,

ラピッドサイクラーの治療に有効性が示されている。注意するべき副作用として，めまい，眠気のほか，重篤なものとして，Stevens-Johnson症候群，Lyell症候群などが知られている。

3）バルプロ酸ナトリウム

バルプロ酸ナトリウムも双極性気分障害の治療や再発予防に用いられる。副作用としては，食欲不振，吐気，嘔吐などの一時的な消化器症状があり，まれに鎮静，運動失調，振戦などの中枢症状がみられる。また，肝機能に影響を与えることが知られており，ほかの抗てんかん薬と併用した場合には毒性が増強することがある。

5　抗不安薬

パニック障害，全般性不安障害，強迫性障害などの不安障害の治療の第一選択薬としては，SSRIやSNRIが欧米など海外では広く用いられており，わが国でもパニック障害の適応はパロキセチンとセルトラリンに，また強迫性障害の適応はフルボキサミンとパロキセチンにあり，SSRIが中心となっている。ただSSRIは抗うつ効果を有することから抗うつ薬に分類されることが多く，通常は抗不安薬に分類されることはないが，SSRIの適応範囲の広さから近年は抗うつ薬から独立した一群としてSSRIが紹介されることも多い。抗不安薬に属する薬剤は，そのほとんどがベンゾジアゼピン（BZD）系の薬剤であり，このほかにチエノジアゼピン誘導体（クロチアゼム，エチゾラム）やアザピロン誘導体（タンドスピロン），ジフェニルメタン誘導体（ヒドロキシジン）などがある（表1.5）。また，わが国では適応外使用となるが，不整脈や高血圧の治療に用いられるβアドレナリン受容体遮断薬（プロプラノロール，ピンドロール）などが抗不安作用を有する薬剤として知られている。

1）ベンゾジアゼピン系抗不安薬

抗不安薬の効果は，抗不安作用，イライラや焦燥感の改善，催眠作用，

表1.5 抗不安薬

分類	一般名	商品名	規格,剤形
ベンゾジアゼピン誘導体	アルプラゾラム	ソラナックス,コンスタン	錠:0.4mg,0.8mg
	ブロマゼパム	レキソタン	錠:1mg,2mg,5mg／細粒:50%
	クロルジアゼポキシド	コントール	錠:5mg,10mg／散:1%,10%
	クロラゼプ酸	メンドン	カプセル:7.5mg
	ジアゼパム	セルシン,ホリゾン	錠:2mg,5mg,10mg／散:1%／シロップ:0.1%／注:5mg,10mg
	フルジアゼパム	エリスパン	錠:0.25mg／細粒:0.1%
	フルトプラゼパム	レスタス	錠:2mg
	ロフラゼプ酸	メイラックス	錠:1mg,2mg／細粒:1%
	ロラゼパム	ワイパックス	錠:0.5mg,1mg
	メダゼパム	レスミット	錠:2mg,5mg
	プラゼパム	セダプラン	錠:5mg,10mg／細粒:1%
	クロナゼパム	リボトリール	錠:0.5mg,1mg,2mg／細粒:0.1%,0.5%
	クロバザム	マイスタン	錠:5mg,10mg／細粒:1%
	oxazepam（発売中止）	ハイロング（発売中止）	錠:10mg／散:10%
オキサゾベンゾジアゼピン誘導体	オキサゾラム	セレナール	錠:5mg,10mg／散:10%
	クロキサゾラム	セパゾン	錠:1mg,2mg／散:1%
	フルタゾラム	コレミナール	錠:4mg／細粒:1%
	メキサゾラム	メレックス	錠:0.5mg,1mg／細粒:0.1%
チエノジアゼピン誘導体	エチゾラム	デパス	錠:0.5mg,1mg／細粒:1%
	クロチアゼパム	リーゼ	錠:5mg,10mg／顆粒:10%
アザピロン誘導体	タンドスピロン	セディール	錠:5mg,10mg
その他	トフィソパム	グランダキシン	錠:50mg／細粒:10%

抗けいれん作用,筋弛緩作用など多岐にわたり,神経症や心身症をはじめ様々な精神科疾患に使用されている。特にBZD系薬剤は筋弛緩作用が強いことから,整形外科領域においても使用されることがある。また,内科領域においても高血圧症や狭心症などにも使用される。バルビツール酸やメプロバメートに比べ依存性も少なく安全であるといわれているが,常用量での依存も生じることが報告されており,慎重な使用法が求められている。

2) アザピロン誘導体

アザピロン誘導体はBZD系抗不安薬とは作用機序が異なり,セロトニ

ン5HT$_{1A}$受容体に作用して抗不安作用を発揮するセロトニン5HT$_{1A}$部分作動薬であり，わが国で使用可能な薬剤はタンドスピロンであるが，欧米ではbuspironeが使用されている．抗不安作用はBZD系薬剤と同等とされるが，BZD系抗不安薬に比べ効果の発現が遅く，効果発現までに1〜2週間を要する．アルコールとの相互作用がみられないことから，BZDの離脱症状の予防には効果がないものの，BZD系薬剤とは異なり，抗けいれん作用，筋弛緩作用，鎮静催眠作用などはほとんどなく，過量投与での安全性も高い．また，長期間服用後の退薬時にも退薬症候をきたさず，依存性もみられないなどの利点もある．

3) β-アドレナリン受容体遮断薬

β受容体遮断薬は，社会恐怖と関連した不安に伴う末梢症状（振戦，頻脈など）や試験や舞台での講演など緊張を強いられる場面での有効性が示されている．

6 睡 眠 薬

BZD系睡眠薬およびω_1受容体に作用する非BZD系睡眠薬は，不安や緊張を和らげて入眠しやすい状態を作り出す．最高血中濃度到達時間や半減期の長短により使い分けられ，半減期の短い超短時間作用型から長時間作用型まで分類され，入眠困難，中途覚醒，早朝覚醒，混合型などに使い分けられる（表1.6）．バルビツール酸系睡眠薬に比べ依存性も少なく安全であるとされているが，近年，常用量依存や健忘が問題となっており，慎重な使用が求められている．

1) ベンゾジアゼピン系睡眠薬

不眠症および麻酔前投薬に用いられ，麻酔前投薬では手術に対する不安の軽減に効果がある．作用時間の長い薬剤では持ち越し症状（眠気，頭重感，めまい，脱力感，ふらつき）が，作用時間が短い薬剤では常用量依存や奇異反応などがみられる．長時間作用型のクアゼパムは非BZD系睡眠

表1.6 睡眠薬

分類		一般名	商品名	規格，剤形
ベンゾジアゼピン系	超短	トリアゾラム	ハルシオン	錠：0.125mg，0.25mg
	短	ロルメタゼパム	ロラメット	錠：1mg
		ブロチゾラム	レンドルミン	錠：0.25mg／D錠（口腔内崩壊錠）：0.25mg
		リルマザホン	リスミー	錠：1mg，2mg
	中	ニトラゼパム	ベンザリン	錠：2mg，5mg，10mg／散：1%
		エスタゾラム	ユーロジン	錠：1mg，2mg／散：1%
		ニメタゼパム	エリミン	錠：3mg，5mg
		フルニトラゼパム	サイレース	錠：1mg，2mg／注：2mg
	長	フルラゼパム	ベノジール	カプセル：10mg，15mg
		クアゼパム	ドラール	錠：15mg，20mg
		ハロキサゾラム	ソメリン	錠：5mg，10mg／細粒：1%
非ベンゾジアゼピン系	超短	ゾピクロン	アモバン	錠：7.5mg，10mg
		ゾルピデム	マイスリー	錠：5mg，10mg
バルビツール酸系	短	セコバルビタール	アイオナールナトリウム	注：200mg
		ペントバルビタール	ラボナ／ネンブタール	錠：50mg／注：50mg
	中	アモバルビタール	イソミタール	末
	長	フェノバルビタール	フェノバール	錠：30mg／末／散：10%／エリキシル：0.4%／注：100mg
		バルビタール	バルビタール	末
尿素系		ブロモバレリル尿素	ブロバリン	末
その他		抱水クロラール	抱水クロラール／エスクレ	末／坐：250mg，500mg／注腸用：500mg
		パッシフローラエキス	パシフラミン	錠：30mg
		butoctamide（発売中止）	リストミンS（発売中止）	カプセル：200mg

超短：超短時間型　　短：短時間型　　中：中間型　　長：長時間型

薬ゾルピデムと同様にω_1選択性の高い睡眠薬であるが，代謝物にも活性がある．

2）非ベンゾジアゼピン系睡眠薬

BZD系睡眠薬とは異なった化学構造を持っているが，BZD受容体に作用する睡眠薬としてゾピクロン，ゾルピデムがある．これらの薬剤は，鎮静作用を持つが，認知，記憶，運動機能を障害しないとされており，反跳

性不眠や依存性が少なく,離脱症状を生じにくい薬剤である。適応症は,BZDと同様であるが,わが国ではゾルピデムには統合失調症や躁うつ病に伴う不眠には適応がない。副作用としては,依存性,呼吸抑制,肝機能障害,精神症状,意識障害,前向性健忘症のほか,ゾピクロンで口中の苦みなどがある。

■参考文献
1) 藤井康男:分裂病治療薬の新時代. ライフサイエンス社, 東京, pp10-20, 2000.
2) カプラン・H・I, サドック・B・J (神庭重信, 八木剛平監訳):精神科薬物ハンドブック－向精神薬療法の基礎と実際－. 医学書院, 東京, pp176-186, 1997.
3) 黒木俊秀, 中原辰雄:Clozapineの薬理－主たる作用部位はどこか？－. 臨床精神薬理 6: 11-19, 2003.
4) 吉尾隆:向精神薬の新世紀. 服薬指導のポイント－総論 向精神薬の特徴とその意図－. メディカルレビュー社, 大阪, pp31-33, 2002.

■第2章

統合失調症の薬物療法

渡邉 博幸

1 統合失調症治療の目的

 統合失調症の患者は，幻覚や妄想，認知機能障害などの多彩で重篤な症状に苦しむだけでなく，それらの症状によって，対人関係，労働，自己管理など生活機能全般にわたって障碍され，さらに自尊心の低下[8]や良好な家族関係の破綻，経済的困窮に陥ることも多い。進学・復学，就労や復職ができず，もともと持っている能力を生かす機会を見出せないままに，社会的退却を余儀なくされることもまれではない。

 したがって，統合失調症の治療の目標は，①臨床症状の改善のみならず，②自覚的な苦痛を和らげる，③家庭生活・社会生活機能を回復する，④自尊心の回復，⑤その回復を実感できるように支える，などである[7]。そのためには，医療施設内での薬物療法のみでは，最大限のアウトカムは得られえない。様々な心理社会的治療との連携をはかっていくことが不可欠で，これはどんなに優れた薬剤が今後登場したとしても，変わることのない普遍的な治療戦略である。

2 統合失調症の3段階の治療ステージ

 図2.1で示すように統合失調症のステージを，①精神病症状が明確になる急性期（acute phase），②急性期に続き，認知機能や情動機能の障害が

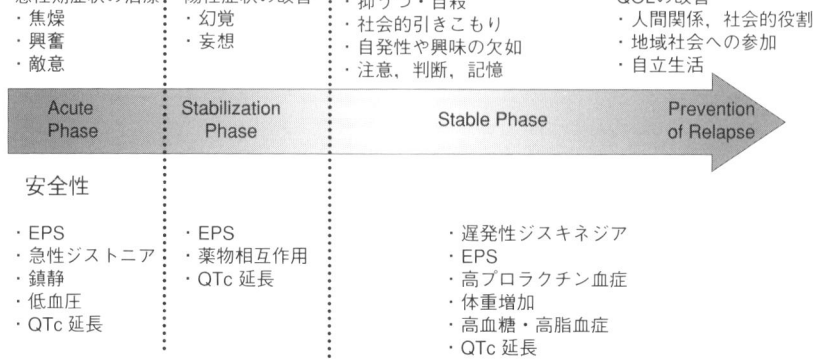

図2.1 治療目標の拡大と心理社会療法との連携

顕在化し，治療標的となる回復期（stabilization phase），③社会参加や生活機能の回復，再燃・再発防止がテーマとなる安定期（stable phase）に分け，各時期の特徴と治療の目標を述べる。

1）急性期

急性期は，漠然とした不安感や，易疲労感，緊迫・困惑感などの前駆症状に続き，幻聴，妄想，思考の混乱，興奮などの激しい症状が顕在化し，家族，職場や社会的集団内での対人関係の破綻が生じて，精神科治療の導入となる時期から4〜8週間を指す[12]。Sharifらは，急性期の治療目標を「速やかに病的興奮や精神病症状を消退させ，できるだけ短期間での退院を目指すことと，入院治療中に長期維持治療を成功に導く基礎を敷くこと」としている。その点において，「治療薬選択が，治療の決定点となり，治療目標を達成するためには治療のリスク／ベネフィット，すなわち臨床効果と安全性を念頭に置いた薬剤選択が必要である」と述べる[19]。

急性期治療での薬剤選択は，後々の継続治療に大きな影響を与え，患者の社会的予後を左右する。また若年の初発患者においては，長期間の継続的な医療を受ける初めての機会が精神科医療である場合も多く，治療導入には細心の注意を必要とする。以下にこの時期の治療の注意点を列記する。

① 効果的で副作用の少ない薬剤を選択し，速やかに陽性症状を軽減する。
② 自傷他害の危険性，激しい興奮状態や心理的混乱をおさめ，速やかな休息をはかり，安全な治療的接近を可能にすることも薬物療法の大切な役割である。
③ 患者の認知機能の失調を整え，家族関係や対人関係の破綻を最小限に食い止め，社会生活機能の低下をできるだけ回避する。
④ 自傷他害の切迫，興奮・混迷が著しい場合は，強制的な入院治療を余儀なくされることもある。その場合は特に人権や医療倫理に配慮し，穏やかな治療関係の構築に専心する必要がある。急性期における患者と治療者の関係性がその後の治療への態度やアドヒアランスの決定要因であるという報告もある[5]。共感性に乏しく，強制的な治療のみでは，薬物治療の真の効果は発揮されないことに注意すべきであろう。

2) 回復期

回復期は急性期後から安定期に至るまで数カ月続く過渡期である。急性期の精神病症状（主に幻覚妄想や精神運動興奮といった陽性症状）は薬物療法などの効果が得られれば軽減していくが，病識の獲得とともに強い不安や焦燥感，抑うつ，希死念慮や自殺企図などが生じてくる。また意欲喪失，感情鈍麻などの陰性症状，注意集中力の低下，実行機能低下などの認知機能障害が顕在化することもある（表2.1）。この時期は，患者が病的体験の世界から現実の世界に関心が戻るとともに「精神病となり，精神科の

表2.1 統合失調症の5つの症状群

陽性症状	陰性症状	認知症状	感情の障害
幻覚	感情鈍麻	学習	不快気分
妄想	快感消失	記憶	抑うつ
奇異な行動	意欲喪失	注意	怒り
思考障害	社会的退却	実行機能	不安
焦燥	非論理性	言語能力	精神運動亢進
攻撃性／敵意			

Lindenmayer JP, et al: Schizophre Res., 14: 229-234, 1995 より作成

薬を飲まされる立場になったこと」への絶望感，社会復帰への焦り，孤立感，病状に対する過剰な心配や失望など心理的情緒的な反応が生じやすい時期といえる。

回復期治療の目標は，
① 陽性症状の増悪を防ぐこと。
② 陰性症状を改善，または悪化させないこと。
③ 情動面の症状を緩和して情緒的混乱を安定させること。
④ 薬剤の副作用である遅発性の錐体外路症状や血糖上昇，血漿コレステロール値上昇，体重増加といった代謝障害をモニタリングし，予防・改善すること。
⑤ 規則的な睡眠覚醒リズムの回復，規則的な食習慣，身辺の清潔など基本的生活習慣の回復・確立を薬物治療面からも働きかける。

3) 安定期

安定期は，回復期に続き，様々なカテゴリーの精神症状が改善して，病状が安定し，主に病院外に生活の基盤が戻っている時期といえる。ただし，陰性症状や情動症状は続いていることも多く，また患者の病型や個人差もはっきりしてくる時期といえる。デイケアや小規模作業所，地域生活支援センターなどの地域資源を利用しながら，対人関係スキルの回復・獲得や就労準備をすすめることも多い。

安定期治療の目標設定は，患者の症状や価値観，病前の生活背景によっても大きく異なるので，患者それぞれに対して，検討するべきであるが，以下の2点が共通の目標となるのは異論がないであろう。
① 服薬アドヒアレンスの向上維持をはかり，内服薬の自己中断・怠薬を防ぎ，再燃・再発を食い止めること。
② 病前同等あるいはそれ以上の社会的な生活機能や生活の質を維持すること，すなわち段階的な生活範囲の拡大，復学や進学，復職や就労を図ること。

安定期の薬物療法の難しさは，一方では，再燃再発を防ぐために必要な薬物選択・処方量設定を維持しつつ，他方では対人交流や学習能力といっ

た生活機能，実行機能を妨げない薬物選択・処方量設定を見積もらなければならない点である。両者のリスク／ベネフィットを査定して，処方選択や維持量設定をしていく必要がある。また，薬の情報を患者家族にわかりやすく説明し，服薬習慣を確立していくことも大切である。この時期になると，服薬に関して多くの決定要素をユーザーにゆだねることになり，服薬アドヒアランス維持は重要な再発防止のポイントとなる。

　急性期から回復期，安定期までを同じ薬剤で対応できることが，臨床的には有用であるが，その点で，近年，興味深い報告がLiebermanらによってなされている[10]。全米57施設，1432例の統合失調症患者を対象とした二重盲検試験（CATIE Project）では，18カ月間での治療中断率が調べられ，すべての理由での薬剤中止例は74％（1061例）にも及んだという結果であった。その内訳は，無効のための中断が24％，副作用のためが15％，患者自身の決断が30％となっており，いかに急性期からの処方薬を継続するのが困難であるかを示している。また，各薬剤によって，有意差を持って中断率に開きがあったことが示されており，以下の「4」で詳述する。

3　第二世代抗精神病薬の種類と薬理特性

1）従来型抗精神病薬の問題点と第二世代抗精神病薬の登場

　統合失調症の近代的薬物療法は，1952年にDelay JとDeniker Jがクロルプロマジンの精神病性興奮への劇的な効果を見出したことに始まる。その後，数多くの抗精神病薬が開発され，統合失調症の陽性症状の治療は大きな進歩を遂げた。その結果，統合失調症の治療環境は閉鎖病棟への隔離から，開放病棟や外来という開放的環境へと変化してきた。しかし，錐体外路症状や抗コリン作用など，患者にとって不快で生活活動に大いに支障をきたす副作用の問題，また二次性陰性症状の問題，さらには多剤大量療法の弊害などが取りざたされた。

　1990年代に入り，従来型（第一世代）抗精神病薬と異なる薬理特性を持つ新規非定型（第二世代）抗精神病薬が登場してきた。第二世代抗精神病薬（以下，第二世代薬）は，第一世代抗精神病薬（以下，第一世代薬）と

表2.2 第一世代薬と第二世代薬の比較

	ハロペリドール	クロルプロマジン	第二世代薬
幻覚妄想	◎	○	◎
意欲低下 物忘れ	×	×	◎
興奮や拒絶	○	◎	◎
錐体外路症状	多い	かなり多い	少ない
便秘, 眠気	かなり多い	多い	少ない

比べて，①同等かあるいはそれ以上の有効性を持ちながら，②相対的に錐体外路症状や抗コリン症状といった患者にとって苦痛の強い副作用が少なく，③また統合失調症者の生活に大きな悪影響を及ぼしている，眠気や易疲労感，認知障害といった薬原性陰性症状を改善できる（表2.2）。この利点から，第二世代薬は急性期の治療のみならず，維持期・慢性期の統合失調症患者の生活機能の改善を促すことが期待され，心理社会療法との共同的連携がいっそう重視されている[22]。

　本邦では，1996年にリスペリドンが，2001年にはオランザピン，クエチアピン，ペロスピロンが上市され，さらに2006年7月にはアリピプラゾールが発売となり，現在5種類の第二世代薬を使うことができる。また，リスペリドンについては，細粒，液剤が，オランザピンは細粒，口腔内崩壊錠が，クエチアピンは細粒の剤形拡大がなされており，様々な臨床状況に応じた使用方法が可能となっている。

　現在，持効性製剤や筋注薬の臨床治験や開発も進められており，将来的には，内服できない状態の患者に対しても，より安全性の高い第二世代薬による治療が可能となると思われる。また，それぞれの第二世代薬の特徴や臨床効果の違いも検討されつつあり，第二世代薬の使い分けが議論されていくと思われる。

　このように第二世代薬の登場は，単に薬理作用の異なる新薬が登場したというだけではなく，抗精神病薬単剤治療の推進，副作用対策の変化（薬剤による対処のみでなく，副作用を出さない工夫へ），陽性症状の制圧から生活の質の改善へ，急性期興奮症状への対処の考え方（鎮静重視から静穏重視へ）など診断・治療技法の劇的なパラダイム変換を引き起こしてい

る。この流れに沿い，本論においても，第二世代薬を中心にその基本と実践的使い方を取り上げることにする。

2）第二世代抗精神病薬の種類

a ドパミンD_2受容体とセロトニン5-HT_2受容体への選択性が高いセロトニン・ドパミン遮断薬と呼ばれるグループ

リスペリドン，ペロスピロンが相当する。セロトニン・ドパミン遮断薬（SDA）はセロトニン5-HT_{2A}受容体遮断効果がドパミンD_2受容体遮断効果に比べて相対的に強い。抗精神病薬は，黒質線条体系においてD_2受容体を遮断することで錐体外路症状を引き起こすが，第二世代薬は，ドパミン神経の前シナプスにおいて，これを抑制的に調節しているセロトニン5-HT_{2A}神経の働きを減弱させるため，相対的にD_2遮断が緩和し，錐体外路症状の軽減が得られる[17,18]（図2.2，2.3，2.4）。したがってSDAを有効に用いるためには用量設定と単剤使用が特に重要で，大量処方や多剤併用により，従来薬同様に錐体外路症状を惹起しやすくなり，第二世代の良い特性は失わ

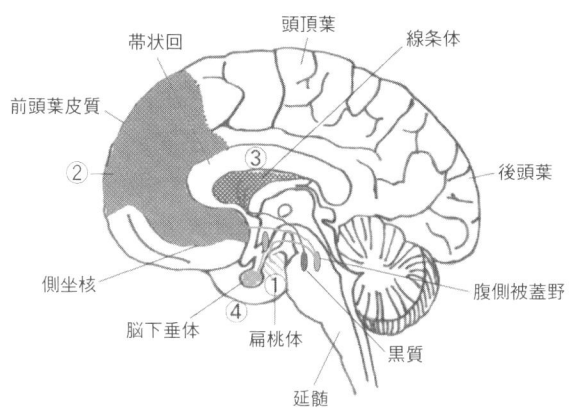

①中脳辺縁系　　　：幻覚妄想などに関与，情動行動に重要な働き
②中脳皮質系　　　：認知障害，陰性症状に関与
③黒質線条体系　　：錐体外路症状に関与
④視床下部下垂体系：プロラクチン分泌に関与

図2.2 脳内のドパミン投射系

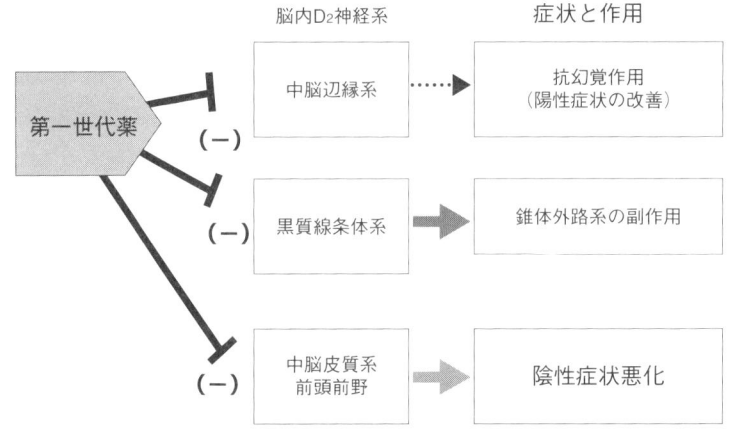

図2.3 第一世代薬の作用点と副作用

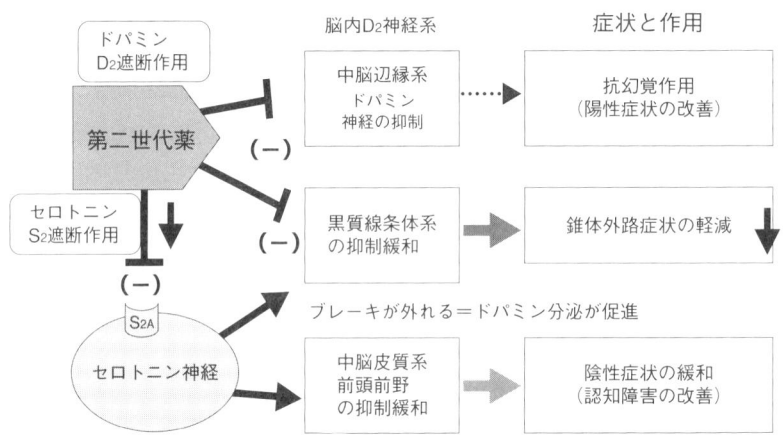

図2.4 第二世代薬のD₂遮断作用とS₂A遮断作用のまとめ

れてしまう。

b　SDAの特性のほかにムスカリン受容体，ヒスタミンH₁受容体など様々な受容体への親和性を併せ持つMARTA（multi-acting-receptor-targeted-antipsychotics）多元受容体標的化抗精神病薬と呼ばれるグループ

オランザピンやクエチアピンが相当する。MARTAがなぜ錐体外路症状

を惹起しにくいのかについては，前記のSDA同様の説明のほかに，治療的な処方量の範囲においては，脳内のD₂占拠率が相対的に低く，治療用量では錐体外路症状を発現する閾値に達しにくい[9]。すなわち，脳内占拠率でみると，治療域と錐体外路系副作用の発現域との差が広いともいえる。

　c　ドパミン受容体の部分アゴニスト作用を持つアリピプラゾール
　ドパミン作動性神経伝達が過剰活動状態の場合には，ドパミンD₂受容体のアンタゴニストとして作用し，ドパミン作動性神経伝達が低下している場合には，ドパミンD₂受容体のアゴニストとして作用する。その結果，脳内でドパミンが大量に放出されていると考えられる精神病状態のときには抑制的に働き，ドパミンによる情報伝達が停滞しているときには刺激する方向で働くため，錐体外路症状の発現を抑えているとされる。このようなドパミン作動性神経伝達の安定化を行っているという意味で「ドパミンシステム安定薬（DSS）」といわれる[10]。

4　治療薬の選択と用量設定

1）第二世代薬の有効性からみた選択の目安－第一世代薬（ハロペリドールなど）との比較－

　Davisらは1953年1月から2002年5月までの電子化データベースや参照リスト，未発表データなどから，142のRCT研究データを集め，2万を超える症例をもとに統計的処理を行い，第一世代薬との有効性の差を，Positive and Negative Syndrome Scale（PANSS），Brief Psychiatric Rating Scle（BPRS），Clinical Global Rating（CGR）などの点数から算定した，"effect size"という指標を用いてメタ解析を行った[3]（表2.3）。
　この結果からは，第二世代薬は第一世代薬との有効性の差から，明らかに高い有効性（effect size d=0.49）を持つが，副作用も重篤なclozapine（本邦未発売，申請中），0.25前後のeffect size（PANSS得点で4～6点に相当，BPRS得点で3～4点に相当）を持つリスペリドン，オランザピン，そして第一世代薬同等の有効性であり，統計的有意差はないものの，後発薬

表2.3 メタ解析による第二世代薬の効果

第二世代薬のeffect size（第一世代薬との比較）
124RCTをメタ解析

	文献数	effect size	95%CI
clozapine	31	0.49	0.32 to 0.67
リスペリドン	22	0.25	0.18 to 0.33
オランザピン	14	0.21	0.14 to 0.28
ゾテピン	12	0.15	-0.01 to 0.30
アリピプラゾール	3	-0.003	-0.39 to 0.38
クエチアピン	5	-0.008	-0.17 to 0.16

文献3)より作成

のため，研究知見がさらに蓄積することにより，評価が変わる可能性もあるアリピプラゾールやクエチアピンやゾテピン（本邦では第一世代，または従来型と認識されている）の3群に大別できそうである[23]。リスペリドンとオランザピンは，第一世代薬と比べて陽性症状に対してはわずかに優る一方，陰性症状，認知面，情動症状，衝動コントロール／興奮についてはかなり優れており，その総体として有意な有効性の差が生じたと考えられる。

2) 第二世代薬の有害作用からみた選択の目安

　個々の第二世代薬どうしでは，有効性の差については一定した見解が得られていないが，有害作用のプロフィールはグループにより大きく異なり，ほぼ開発当初から一貫した特徴が示されている。以下にそれぞれのグループで共通する代表的な副作用を列記する（表2.4）。

　a SDAグループ（リスペリドン，ペロスピロン）
　このグループは，ドパミンD_2遮断作用とセロトニンS_{2A}遮断作用が比較的選択的であり，それ以外の受容体選択性は比較的低い特徴がある（表2.5）。そのため，抗コリン作用による副作用は出にくいが，ほかのグループに比べて，服用量の増加に伴って，第一世代薬，特にブチロフェノン系のハロペリドールと同様の錐体外路症状が現れることがある。すなわち，急性ジストニア，アカシジア，パーキンソニズム，遅発性ジスキネジアなどであ

表2.4 抗精神病薬の副作用プロフィール

	RIS	OLZ	QTP	PER	ZOT	HPD
錐体外路症状	++	±	±	+	++	+++
遅発性ジスキネジア	±	±	0	±	±?	++
プロラクチン上昇	+++	0	0	+	+?	+++
抗コリン作用	0	++	+	±	++	+
QTc延長	+	±	±	±	+	++
起立性低血圧	++	+	++	+	++	+++
過鎮静	+	++	++	+	++	++
体重増加	++	+++	++	±	++	±
高血糖・高脂血症	++	+++	++	?	?	++
けいれん閾値の低下	0	±	±	?	++	?

0：副作用なし　±：わずか，＋：低頻度（<1%），＋＋：中等度（5-15%），
＋＋＋：高頻度（>30%）（いずれもプラセボとの比較）
RIS：リスペリドン，OLZ：オランザピン，QTP：クエチアピン，PER：ペロスピロン，
ZOT：ゾテピン，HPD：ハロペリドール

Tandon R, Jibson MD: Psychoneuroendocrinology 28: 9-26, 2003.より改変

表2.5　各種抗精神病薬の受容体結合プロフィール Ki (nM)

薬剤名	D_2	S_{2A}	α_1	H_1	M_1
リスペリドン	3.77	0.15	2.7	5.2	$>10^4$
オランザピン	20	1.48	44	0.087	36
ペロスピロン	1.4	0.61	17	1.8	$>10^3$
クエチアピン	770	31	8.1	19	1400
アリピプラゾール	0.45	3.4	57	61	$>10^4$
ゾテピン	8.0	2.6	7.3	3.3	330

＊この表では数値が小さいほど結合が強いことを示す
Richelson: Lifescience 68: 29-39, 2000/Kato: Jpn J Pharmacology 54: 478-481, 1990.

る。それぞれの特徴を表2.6に簡述する。また，視床下部下垂体系への作用により，高プロラクチン血症をきたすこともある。高プロラクチン血症は，若年女性にとって無月経や乳汁分泌，乳腺炎の原因となる。そのことから服薬を中断したり，結婚・妊娠を断念することもまれでない。また，本邦では，取り上げられることの少ない感があるが，インポテンツも高プロラクチン血症による副作用であり，近年では，患者のquality of lifeを阻害する副作用の一つとして重視されつつある。さらに，内分泌学的には，男女問わず老年期の骨密度の低下の原因になると考えられている[13]。

したがって，このグループの第二世代薬を用いる際は，至適用量設定に

表2.6 錐体外路症状：D_2受容体拮抗作用に基づく副作用：第一世代＞第二世代

1) 早発性錐体外路症状

種類	症状	出現日	好発年齢	備考
急性ジストニア	突然の奇異な姿勢や運動。例えば，舌の突出，捻転。斜頸，眼球上転など。	投薬3日以内	若年者	緊張病症状，転換症状との鑑別が必要だが，通常服薬との因果関係が明瞭。
アカシジア	じっと座っていられず，歩き回らずにいられない（静座不能）・足のムズムズ 精神不安，焦燥，不眠を伴うことも多い。	投薬2〜4週	中年	精神症状の悪化と判断され，さらに抗精神病薬の増量がなされるおそれ。
パーキンソニスム	動作が乏しくなり，緩慢になる・無表情・手指の震え（振戦）・体の動きが硬くなる・よだれ・飲み込みが悪くむせる。	投薬2〜4週	高年	抑うつ症状や感情鈍麻，重症例では昏迷状態との鑑別は困難なことがある。

2) 遅発性錐体外路症状

種類	症状	備考
遅発性ジスキネジア	顔面表情筋，口周辺部，顎，舌や四肢体幹に出現する無目的で不規則な異常不随意運動。舌の突き出し，口をもぐもぐ，下顎の小刻みな動き，唇の動きなど。	抗精神病薬の長期投与（数カ月）後，または中断後に出現。50歳以上，脳の器質病変，感情障害，小児などで起こりやすい。
遅発性ジストニア	症状は急性ジストニアと同様。眼瞼けいれんは女性に多い。顔面筋以外の筋群の遅発性ジストニアは男性に多い。急性ジストニアに比べ，より重症で難治のことが多い。	50歳以下の若年・中年層に多く，男性に多い。遅発性ジスキネジアよりも出現頻度は少ないが，服薬期間が短くても出現しうる。

注意する必要がある。至適用量については後述するが，添付文書上の最大投与量と異なる量となっている。特にリスペリドンにおいては，最大用量は12mgとなっているが，この量では，錐体外路症状や高プロラクチン血症が認められることが多く，第一世代薬同様の抗コリン薬の併用が必要となる。

b MARTAグループ（オランザピン，クエチアピン）

このグループは，表2.5からわかるように，さまざまな脳内受容体に親和性を持っている。ドパミンD_2よりもセロトニン5-HT_{2A}受容体への強い親和性があり，さらにSDAでは目立たない抗ヒスタミンH_1作用や抗ムスカリン作用も併せ持っている。そのため，MARTAでは，これらの受容体特性の相乗効果により，肥満・体重増加，脂質代謝異常，糖尿病・耐糖能異常を引き起こしやすく，薬剤誘発性の代謝障害の原因として大きな注目を集めている[1]。特に本邦では，高血糖性昏睡によって死亡した事例が報告され，オランザピン，クエチアピンの2剤は糖尿病患者では禁忌となっている。従来から統合失調症患者では，糖尿病の合併が多いことが知られており，特に慢性期患者での不規則な食生活や心因性多飲の合併も相まって，MARTAを容易に投与できない患者は多い。

全くの初診患者にMARTAを処方するときは，最小限，糖尿病・高脂血症の既往歴，家族歴，偏食，清涼飲料水の嗜好などを確認すべきであるし，できれば初診時に迅速血糖測定，尿定性検査などを行って，患者の耐糖能を把握しておくべきである。さらに，定期的な血糖値の測定は必須といえる。また，急激な体重増加や糖尿病を疑わせる臨床症状（口渇，多尿，多飲など）に注意を払って問診すること，さらにはこれらの進展を防ぐために，本人・家族に事前に生活指導を行う必要がある。また，患者会，家族会，デイケアなどでわかりやすく正確な情報提供を続けることが大切である。

SDA使用の場合は，MARTA処方に比べると，糖尿病患者に禁忌ではないものの，耐糖能異常の可能性，メタボリックシンドロームの可能性は定型薬に比べれば高率であることも指摘されている[1]。また体重増加の副作用も第一世代薬であるハロペリドールとMARTAの中間程度認められる。このことを考えると，SDAだから耐糖能異常，脂質代謝異常に考慮しなくてすむことではなく，すべての患者に定期的な血糖値の測定は必須であろう。

そのほか，MARTAでは，オランザピンで口渇，便秘などの抗コリン作用が出ることがあり，またアカシジアはオランザピンでも比較的目立つ錐

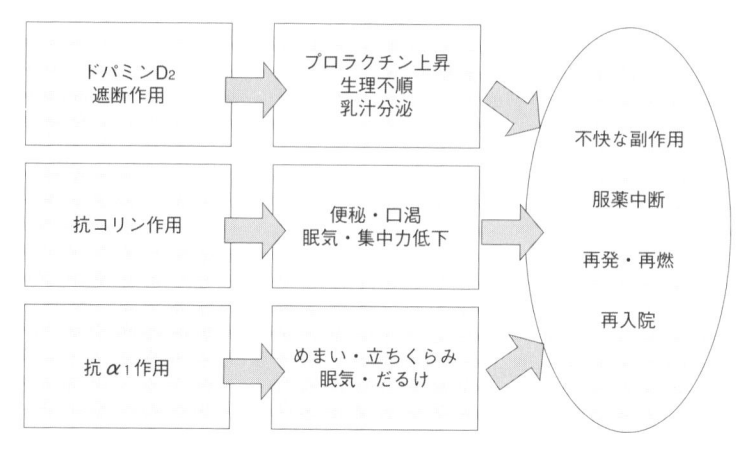

```
┌──────────────┐     ┌──────────────┐
│ ドパミンD₂    │ ⇒  │ プロラクチン上昇│ ⇒  ╭─────────╮
│ 遮断作用      │     │ 生理不順      │     │ 不快な副作用│
└──────────────┘     │ 乳汁分泌      │     │          │
                     └──────────────┘     │ 服薬中断  │
┌──────────────┐     ┌──────────────┐     │          │
│ 抗コリン作用  │ ⇒  │ 便秘・口渇    │ ⇒  │ 再発・再燃│
│              │     │ 眠気・集中力低下│    │          │
└──────────────┘     └──────────────┘     │ 再入院    │
┌──────────────┐     ┌──────────────┐     │          │
│ 抗α₁作用      │ ⇒  │ めまい・立ちくらみ│⇒│          │
│              │     │ 眠気・だるけ  │     ╰─────────╯
└──────────────┘     └──────────────┘
```

図2.5 錐体外路症状以外の副作用（第一世代薬＞第二世代薬）

体外路症状である．クエチアピンでは，Cochrane Systematic Reviewでも指摘されているように頻度の多い副作用は抗α_1作用によるふらつき（起立性低血圧）や眠気であるが，錐体外路症状はプラセボ同等ともいわれ，優れた忍容性を持つとされる（図2.5）．また，高プロラクチン血症の危険性が数％と第二世代薬の中で最も少ないのも副作用面での優れた特性の一つである．これらは，クエチアピンがドパミンD_2受容体への親和性が低く，また解離しやすい特性によるとされる．

3）第二世代抗精神病薬の用量設定

抗精神病薬は，現在のところ，長期服用を免れないものであり，また副作用も日々の生活のパフォーマンスに大きな影響をもたらすものが多い．さらに，服薬の中断は，症状再燃・再発のリスクを増大させる．第二世代薬は第一世代薬と比べると薬価が高く，長期使用による経済的負担は無視できない．したがって，最小の有害作用で最大の効果を実現するために，最適な，できれば必要最小の処方量を設定することが求められる．

しかし，統合失調症は，標的症状が各症例によって様々であり，陽性症状，陰性症状，情動面の改善，また社会生活，生活の質からみた最適な処方量は異なっており，有害作用によっても，惹起する処方量の閾値に違い

表2.7 各抗精神病薬処方量の目安　　　　　　　　　　　　　　(mg / day)

	RIS	OLZ	QTP	PER	ZOT
初発エピソード	1～2 3～4	5～10 10～20	350～700	12～24	75
再発例急性期	4→6	10～15 10～20	500～750	12～48	75～150
維持期	<6	10～20	300<	12?	75～150
治療抵抗性	<12	20<?	600<	40<	<450
NMEDR	4	16<	150～600	−	−

NMEDR：near-maximal effective dose range　（最大効果近接用量）
RIS：リスペリドン，OLZ：オランザピン，QTP：クエチアピン，
PER：ペロスピロン，ZOT：ゾテピン

臨床精神薬理 8: 1175-1277, 2005．より抜粋

がある。例えば，一般的に高プロラクチン血症をきたす処方量は，錐体外路症状をきたす量よりも少ない量で出現する[24]。また，MARTAによる体重増加は処方量と関係なく生じることがある。

そのうえ，初発・再発の違いや病期（急性期，回復期，維持期）の違い，患者の年齢や身体背景によっても，最適な処方用量は変化する。

Davisらは無作為盲検かつ固定用量比較試験の結果から，各薬剤の用量反応曲線を導き，ほぼ効果が頭打ちになったところ（プラトー）に達する用量を最大効果近接用量（near-maximal effective dose range：NMEDR）として算定している[1]。NMEDRは，この値までは薬剤増量により反応率の増加が見込めることを意味しているので，症状改善が不十分な場合，副作用の問題さえなければ，この量までは増量してみるという目安となる。また，NMEDRまで増量して十分期間使用しても効果改善がみられない場合は，それ以上の増量による症状改善はまず難しく，ほかの薬剤または治療法にスイッチする目安となる。NMEDRは統計的なデータをもとにした概念ではあるが，薬剤処方量の決定や切り替えの良い指標となり，臨床実感にほぼ合致していることから，合理的な薬物療法を考える上で重視している。表2.7では，いくつかの資料をもとにして作成した，千葉大学精神科で用いている抗精神病薬処方量の目安を示した。各抗精神病薬ごとに，さまざまな病期，状態像によって推奨される一日処方用量を示している。こ

れらの値は，必ずしも添付文書上で認められている最大用量とは一致しない。また，多くの臨床知見の蓄積により改定されるものであることに注意いただきたい。なお，これらの知見は2005年に特集が組まれた『臨床精神薬理，Vol.8，No.8』「特集：抗精神病薬の用量：その決め方と変え方」に詳述されている。数値を鵜呑みにすることなく，これらの値が導き出された背景や処方量決定の理由を知ることが大切であり，ぜひ参照をおすすめする。

4) どの第二世代薬を第一選択にするのか―薬剤間で有効性の差はあるのか―

従来の研究では，第二世代薬どうしの有効性に関しては，報告が少なく，また相反する結果が示されたり，メタアナリシスでは差がないとされていた。しかし，2005年に報告されたCATIE study第Ⅰ相の結果では，表2.8のように，各薬剤で18カ月間の継続率に差がみられた。この結果を踏まえると，オランザピン，リスペリドン，クエチアピンは同質のものではなく，有効性，副作用を含めた総合的なアウトカムには差があることが示唆される。

またCATIE study第Ⅱ相試験（ziprasidone pathway）では，第Ⅰ相で中断となった被験者444例を対象にさらに，第Ⅰ相で用いなかった第二世代抗精神病薬を無作為で割付，さらにその薬剤の中断までの期間を比較した。その結果，リスペリドン，オランザピンとその他の薬剤で，有意差をもって中断までの期間に違いが示された（表2.9)[20]。

これらの結果から考えると，第一選択としてはリスペリドンかオランザ

表2.8 CATIE第Ⅰ相試験における各薬剤の18カ月間での継続率

	症例数	1日処方量(mg)	継続率(%)
リスペリドン	333	1.5～6.0 (3.9)	26
オランザピン	330	7.5～30* (20.1*)	36
クエチアピン	329	200～800 (543.4)	18
ziprasidone	183	40～160 (112.8)	21
ペルフェナジン	257	8～32 (20.8)	25

＊本邦での最大1日処方量は20mg

文献10)より作成

表2.9 CATIE第I相試験で中断となったケース(N=444)からの切り替え

切り替え薬	症例数	1日処方量(mg)	中断までの期間(中央値)
リスペリドン	69	1.5〜6.0	7.0カ月
オランザピン	66	7.5〜30*	6.3カ月
クエチアピン	63	200〜800	4.0カ月
ziprasidone	135	40〜160	2.8カ月

*本邦での最大1日処方量は20mg　　　文献20)より一部抜粋して改変

ピンを用いることが有効性の点からは妥当かもしれないが，両者は前出したように特徴的な副作用が生じることがあるため，対象とする患者の身体的条件を十分吟味して適応することが必須である．また，有効性についてこれらに準じるクエチアピンやペロスピロンも第一世代薬相当の有効性を持ち，副作用は大幅に少ないという良い特性があるため，副作用の発現が予想されるハイリスク患者には第一選択となりうる．また，前2剤を用いて副作用が出現し継続できない場合（不耐性の場合）も，良い代替候補薬となる．

5 治療効果が得られないときはどうするのか（切り替え：スイッチングの方法）

1) 治療効果とは

治療効果といっても，統合失調症においてはさまざまな意味がある．幻覚妄想，精神運動興奮の消失といった急性期の治療目標が想起されやすいが，社会適応の拡大，生活の場の拡充，穏やかな人間関係の回復など，多角的な視点で述べることができる概念であろう．

従来は幻聴の消失に重きがおかれていた感があった．幻聴は患者を悩ませ，現実検討を取り戻しにくくさせる重大な症状の一つではあるが，その制圧のみに注力してしまうと，多剤大量療法に陥る危険がある．一方で治療効果が不十分のときは，薬を変更する，または部分反応がみられている場合は増強療法を行う．抗精神病薬は，特に第二世代薬に関しては，単剤

のときに最もその利点が発揮されるものであり，多剤併用は副作用のみを増やし益は少ないとして，現在のところは強く否定されている。ただし，前薬からの切り替えの移行期にはやむを得ず2剤併用になることがある。その場合も，切り替えが完遂するようなプログラムを立てて行うべきである。往々にして，2剤で症状の改善が得られてしまうと，それ以上の切り替えを中断して併用が固定される傾向がある。以下に切り替え（スイッチング）の方法を略記する。

2）切り替え（スイッチング）の方法

治療主剤の切り替えを行う前に，現在処方している抗精神病薬の最適化がなされているかを吟味する必要がある。注意点を列記する。

① 用量は適切か。推奨用量範囲上限まで増量したのか。あるいは副作用に対して減量の効果を確かめたのか。

② 十分な投与期間をとっているか。急性期に対してはできれば3〜6週間，慢性期では3カ月は継続して効果を判定するのが望ましい。

③ 服薬コンプライアンスはどうか。必要量よりも少量で，あるいは自己判断で間違った内服の仕方をしていないか。

④ ほかの薬剤との相互作用は？ 特に効果，血中濃度を減じてしまう薬剤の併用，タバコ，アルコールや違法な薬物乱用はないか

などがチェック項目である。

最適化がなされているにもかかわらず，その薬剤に効果がない場合は，切り替えを行う。切り替えの方法は，大別して3通りある。①別の薬剤に一度に切り替える一括置換法，②切り替え薬を一時的に併用するcrossover法で，これはさらに，現在薬を漸減しながら切り替え薬を漸増する漸減漸増法と，切り替え薬を治療用量上乗せしてから現在薬を漸減する上乗せ漸減法である。

それぞれの特徴を表2.10に示す。どの方法が優れているかについては比較研究がなされているが，結論は一致しない。今のところ有効性には差がないとするものが多い[6]。

表2.10 各種切り替え法の利点と欠点

切り替え技法	利点	欠点
一括置換法	・誤投薬がない ・迅速である ・デポ剤からの切り替えに最適	・離脱・再燃しやすい ・clozapine投与中の患者には推奨しない
漸減漸増法	・錐体外路症状が出にくい	・減量が早すぎると処方量が不十分となる
上乗せ漸減法	・再燃予防には最も効果的 ・安定して間もない患者に最適 ・デポ剤で治療されているコンプライアンスを評価できる	・多剤療法になる恐れ ・薬剤関連性の副作用のリスクが増える

3) 切り替えの問題点・注意点

切り替えの問題点・注意点には,①精神症状の悪化,再燃・再発,②離脱症状の出現,③新たな副作用の出現,があげられる。

a 精神症状の悪化,再燃・再発

抗精神病薬を切り替えることで陽性症状や不安の増加,あるいはイライラや心気症状が生じることがある。特にドパミンD_2遮断が強いブチロフェノン系やSDAから,フェノチアジン系やMARTAに切り替える際に生じやすいと考えられる。特に前薬で錐体外路症状が強く出現して不耐性となり,切り替えを余儀なくされる状況で生じうる。この対策としては,切り替え期間の十分な経過観察,新しい抗精神病薬の増量,高力価ベンゾジアゼピン(以下,BZDと略す)の併用または増量,ストレス要因となる生活環境の調整,生活活動の一時休止などが必要となる。それでも再燃がおさまらないときは,以前の抗精神病薬の増量・再開(切り替えの中止)に至ることもある。このような失敗を減らすためには,できるだけ安定している時期での切り替えを行うこと,本人・家族との十分な打ち合わせのもとに行い,症状増悪のサインを早めにキャッチすることが大切である。外来も許す限り短い間隔で受診してもらう。

b 離脱症状の出現

薬剤切り替え期間の初期（数週）に起こる。それまで投与されていた薬剤の減量・中止による。しかし，患者・家族は前薬をやめたことによる身体症状とは思わず，新たに加えた薬剤の副作用と思うことがある。しかし，あまりに早い新たな症状出現に対しては，前薬の離脱の可能性もあることを念頭におく必要がある。離脱症状は「MARTA，低力価薬→SDA，高力価薬」の切り替えパターンと「SDA，高力価薬→MARTA，低力価薬」の切り替えパターンで，異なる現れ方をする。前者の一例としては「抗コリン性離脱」がある。これは早い場合は翌日から生じる悪心・嘔吐・下痢などの胃腸症状であり，患者は新しい薬の副作用と勘違いして，切り替え薬を中断してしまうこともある。MARTA（特にオランザピン），低力価薬はもともと副作用として抗コリン作用を併せ持っているが，SDA，高力価薬はその作用が少ないため離脱症状が生じやすくなると説明される。また，後者の切り替えの一例としては，SDAや高力価薬のうち半減期の長い薬剤からMARTAや低力価薬に切り替える場合，錐体外路症状が少ないからという理由で，同時に抗コリン薬をも中止してしまうと，相対的にD_2遮断作用が高まり，「リバウンドアカシジア」「リバウンドパーキンソニズム」が生じることがある。さらに，同じくD_2遮断作用の強い薬剤を急に中止すると「離脱性（遅発性）ジスキネジア」のリスクが高まる可能性がある。

6 増強療法

切り替え以外の方法としては，2剤の抗精神病薬の併用が一般的には行われている。世界的にも3割程度の併用率が現実的にあるが，本邦では80％以上という統計もあり，アジア各国で比べても本邦は多剤療法が根強く続いている。しかし，この方法は，好適薬剤の探索を困難にし，また至適用量の設定も困難にする。また予想外の副作用の危険がある。第二世代薬の良い特徴は，D_2占拠率がむしろ低くても効果があることといえるが，多剤化によって，D_2占拠率は上昇してしまい，錐体外路系の副作用が出現

しやすくなる。つまり，第二世代薬の最大のメリット（錐体外路症状が少ない）が相殺されてしまうのである。そのため，第二世代薬中心の薬物治療においては，併用療法は推奨されていない。ここで取り上げる増強療法は，統合失調症の特殊な症状，状況に対して，一過性に抗精神病薬1種＋その他の向精神薬1種を用いる方法である。いくつかのエビデンスが蓄積されつつある。

　その一つは，精神運動興奮の強い患者に対しての高力価BZD併用の効果である。ロラゼパムなどの高力価BZDを急性期に一時的に第二世代薬と内服併用することにより，抗精神病薬の筋肉注射同等の効果が得られたという報告がある[22,5]。組み合わせる抗精神病薬としては，投与方法の安全性・簡便さ・確実性の点から，内用液や口腔内崩壊錠を推奨する。ただし，この方法が行えるのは，患者が内服にかろうじて応じられる場合である。拒薬や衝動行為が著しい場合は，日本精神科救急学会などで作成しているガイドラインにのっとった治療導入が必要となろう[15]。また，4週間までの急性期で，抗てんかん薬であるバルプロ酸ナトリウムをすると陽性症状の改善が促進するという報告がある[1]。しかし，4週以降は抗精神病薬単剤治療と大きな効果の差は得られず，漫然と長期連用することは避けるべきであろう。またてんかん合併例，統合失調感情障害では，抗てんかん薬併用はよく行われる方法である。

　統合失調症患者には睡眠障害が合併していることが多いが，従来は，少量のフェノチアジン系抗精神病薬が睡眠薬の代用として用いられてきた。しかし，この方法は抗精神病薬の多剤併用療法のきっかけになることもあり，できる限り避けるべきであろう。1日1回処方が可能な第二世代薬では，就眠前に服薬をまとめて，その眠気を利用するやり方が選択しやすい。ここで注意が必要なのは，最も新しいタイプの第二世代薬であるアリピプラゾールの場合で，ほかの薬剤に比べて不眠の副作用が出やすいことが報告されている。1295例の統合失調症・統合失調感情障害の外来患者に無作為割付試験を行った結果，アリピプラゾールに割り当てられた患者の最も多い副作用は不眠であったと述べられている（対象の24％）[21]。その一方で日中の眠気が少ないというメリットもあることから，対象患者のライフ

ステージや生活目標などに合わせて,きめ細かい処方計画を立てることが望まれる。

7 終わりにかえて

　第二世代薬の登場は,統合失調症の疾病概念や治療パラダイムを大きく変化させた。しかし,最も変わったものは,精神科医や精神科スタッフの統合失調症患者への考え方・見立て方,関わりの所作そのものという気がする。数年の後には,より安全に投与できる第二世代の注射薬などが登場し,ここに述べた記載は古臭いものとして書き換えられるであろう。しかし,「陽性症状の制圧から生活機能の維持へ,注射から内服へ,鎮静から静穏へ」といった,第二世代薬とともに広がった新たなパラダイムは維持継承していかねばならないと思う。たかだか十数年前には,興奮する患者へ力づくで筋肉注射をするのが,精神科研修医の主要な業務であったのだ。多くの医療関係者の工夫と努力によって,あたかも「疲れ傷ついた友を一服の茶をもってもてなす」かのごとくに,そっと内服の薬を差し出し,患者に粘り強く添うことも可能となったことを感慨を持って後進に伝えたいと思う。

■参考文献

1) Citrome L: Schizophrenia and valproate. Psychopharmacol Bull 37 (Suppl 2): 74-88, 2003.
2) Currier GW, Simpson GM: Risperidone liquid concentrate and oral lorazepam versus intramuscular haloperidol and intramuscular lorazepam for treatment of psychotic agitation. J Clin Psychiatry 62: 153-157, 2001.
3) Davis JM, Chen N, Glick ID: A meta-analysis of the efficacy of second-generation antipsychotics. Arch Gen Psychiatry 60: 553-564, 2003.
4) Davis JM, Chen N: Dose response and dose equivalence of antipsychotics. J Clin Psychopharmacol 24: 192-208, 2004.
5) Day JC, Bentall RP, Roberts C, Randall F et al: Attitudes toward antipsychotic medication: the impact of clinical variables and relationships with health

professionals. Arch Gen Psychiatry 62: 717-724, 2005.
6) 榎原雅代, 渡邉博幸, 伊豫雅臣：スイッチングの基礎知識. 臨床精神薬理 9: 829-833, 2006.
7) 福田正人, 池淵恵美, 安西信雄：4. 統合失調症. 丹羽真一, 松下正明編：新世紀の精神科治療9 薬物療法と心理社会療法の統合. 中山書店, 東京, pp117-158, 2003.
8) Hansson, L.: Determinants of quality of life in people with severe mental illness. Acta Psychiatr Scand Suppl, 429: 46-50, 2006.
9) Kapur S, Seeman P: Does fast dissociation from the dopamine d(2) receptor explain the action of atypical antipsychotics? A new hypothesis. Am J Psychiatry 158: 360-369, 2001.
10) Lieberman JA, Stroup TS, McEvoy JP et al: Effectiveness of antipsychotic drugs in patients with chronic schizophrenia. N Engl J Med 353: 1209-1223, 2005.
11) Lindenmayer JP, Czobor P, Volavka J et al: Changes in glucose and cholesterol levels in patients with schizophrenia treated with typical or atypical antipsychotics. Am J Psychiatry 160: 290-296, 2003.
12) Marder SR: Pharmacological treatment strategies in acute schizophrenia. Int Clin Psychopharmacol 11 (Suppl 2): 29-34, 1996.
13) Misra M, Papakostas GI, Klibanski A: Effects of psychiatric disorders and psychotropic medications on prolactin and bone metabolism. J Clin Psychiatry 65: 1607-1618, 2004.
14) Nasrallah HA, Newcomer JW: Atypical antipsychotics and metabolic dysregulation: evaluating the risk/benefit equation and improving the standard of care. J Clin Psychopharmacol 24 (Suppl 1): 7-14, 2004.
15) 日本精神科救急学会編：精神科救急医療ガイドライン 2003年9月9日版. 新興医学出版社, 東京, pp1-31, 2003.
16) Ohlsen RI, Pilowsky LS: The place of partial agonism in psychiatry: recent developments. J Psychopharmacol 19: 408-413, 2005.
17) Remington G, Kapur S: D_2 and 5-HT_2 receptor effects of antipsychotics: bridging basic and clinical findings using PET. J Clin Psychiatry 60 (Suppl 10): 15-19, 1999.
18) Reynolds GP: Receptor mechanisms in the treatment of schizophrenia. J Psychopharmacol 18: 340-345, 2004.
19) Sharif ZA: Common treatment goals of antipsychotics: acute treatment. J Clin Psychiatry 59 (Suppl 19): 5-8, 1998.
20) Stroup TS, Lieberman JA, McEvoy JP et al: Effectiveness of olanzapine, quetiapine, risperidone, and ziprasidone inpatients with chronic schizophrenia

following discontinuation of a previous atypical antipsychotic. Am J Psychiatry 163: 611-622, 2006.
21) Tandon R, Marcus RN, Stock EG et al: A prospective, multicenter, randomized, parallel-group, open-label study of aripiprazole in the management of patients with schizophrenia or schizoaffective disorder in general psychiatric practice: Broad Effectiveness Trial With Aripiprazole (BETA). Schizophr Res 84: 77-89, 2006.
22) 渡邉博幸, 伊豫雅臣：統合失調症. 大橋京一, 藤村昭夫編：疾患から見た臨床薬理学改訂2版. じほう, 東京, pp279-293, 2003.
23) 渡邉博幸, 伊豫雅臣：急性期治療の観点からみた統合失調症の合理的な薬物療法. 精神科 4: 148-157, 2004.
24) Wirshing DA: Schizophrenia and obesity: impact of antipsychotic medications. J Clin Psychiatry 65 (Suppl 18): 13-26, 2004.
25) Yildiz A, Sachs GS, Turgay A: Pharmacological management of agitation in emergency settings. Emerg Med J 20: 339-346, 2003.

■第3章

うつ病の薬物療法

.... 大上 俊彦,稲田 俊也

1 はじめに

　本章では,うつ病の中でも,単極性うつ病についての薬物療法について述べている。躁病エピソード,軽躁病エピソード,混合性エピソードなどの既往を認めない単極性患者の薬物療法についての薬物療法である点に留意されたい。また,本章では単極性うつ病の中でも,DSM-Ⅳにおける大うつ病性障害の薬物療法について述べている。1990年代の後半から,わが国では選択的セロトニン再取り込み阻害薬(SSRI)や,セロトニン・ノルアドレナリン再取り込み阻害薬(SNRI)が使用可能となり,大うつ病性障害の薬物療法は大きく変化している。

　以前の三環系抗うつ薬(TCA)を中心とした薬物療法では副作用がしばしば認められ,有害作用も目立っていたが,SSRIやSNRIはより安全で忍容性の高い薬剤であることが知られている。

　とはいえ,新しい抗うつ薬の登場によっても,大うつ病性障害の薬物療法には多くの問題点がいまだ残されている。なかでも最も大きな問題は,抗うつ薬の明らかな臨床効果が現れるまでに3～4週の時間を要することと,最初に使用した抗うつ薬に反応しない患者が決して少なくはないことである。すなわち,現在においてもなお大うつ病性障害の薬物療法には少なからず時間がかかり,常に効果があるとはいえないのである。

2　大うつ病性障害の生物学的背景

　大うつ病性障害はモノアミン神経伝達物質の不足が原因であるとする仮説がある。この仮説を知ることで抗うつ薬の作用についての理解をより深めることが可能である。モノアミン神経伝達物質の中でもセロトニンとノルアドレナリンに注目することが有用である。抗うつ薬はノルアドレナリンあるいはセロトニンの再取り込みを阻害し、結果としてそれらの神経伝達物質の不足を解消することが知られているが、各薬剤によってその再取り込み阻害作用の強さが異なる。SSRIはセロトニンに選択的に作用し、SNRIやTCA、四環系抗うつ薬などはセロトニンとノルアドレナリンの両者に作用する。セロトニンへの作用が強いものもあれば、ノルアドレナリンへの作用が強いものもあり、その比率は各薬剤によって異なる。この比率の違いが各薬剤の効果を特徴づけるのかもしれない。

　抗うつ薬はセロトニンとノルアドレナリンのほかにも、ムスカリン性アセチルコリン受容体、アドレナリン$α_1$受容体、ヒスタミンH_1受容体などにも強い親和性を示す。これらの薬理学的特性により、抗うつ薬の副作用が説明される。ムスカリン性アセチルコリン受容体の遮断により便秘やかすみ目、口渇や眠気などが生じ、アドレナリン$α_1$受容体の遮断によりめまいや起立性低血圧が生じる。ヒスタミンH_1受容体の遮断では、体重増加や眠気が起こる。

　TCAでは特にセロトニンやノルアドレナリン以外の受容体への作用が強く、上記の副作用の発生頻度が高い。しかし、SSRIやSNRIはより選択的にセロトニンやノルアドレナリン受容体へ作用するために、副作用が少ないのである。

3　急性期治療

1）抗うつ薬の選択

　大うつ病性障害と診断し、薬物療法を選択したのであれば、まずはどの抗うつ薬を第一に選択するべきかという問題に直面する。

現在わが国において使用できる抗うつ薬（表3.1）は10種類以上に及ぶ。SSRIとしてフルボキサミン，パロキセチン，セルトラリン，SNRIとしてミルナシプラン，TCAとしてイミプラミン，クロミプラミン，アミトリプチリン，ノルトリプチリン，アモキサピン，ドスレピン，トリミプラミン，ロフェプラミン，四環系としてミアンセリン，セチプチリン，マプロチリンがあり，さらにはトラドゾンなどの薬物もある。また，わが国ではスルピリドも抗うつ薬として使用される場合がある。

　抗うつ薬の有効性は多くの研究[12,13,18]で実証されてきており，大うつ病性障害に対し，プラセボの有効率約30％前後に対し，抗うつ薬の有効率は約50～75％とされる。各抗うつ薬間の比較では，その効果において明らかにほかよりも優れているという十分なエビデンスのある抗うつ薬はない。SSRIとTCAとの比較では多くの二重盲検比較試験やメタアナリシスの結果において同等であることが示されている。抗うつ薬に関する108の無作為化対照試験をメタ解析したAnderson[1]も，入院患者においてSSRIよりもTCAの有効性は高かったものの全般的にはSSRIとTCAで有効性に違いはなかったと報告している。

　したがって，第一選択薬を選ぶにあたり，考慮すべきことの一つとしては，その副作用や有害事象があげられている。表3.2は各種ガイドライン・アルゴリズムが推奨する大うつ病性障害患者への第一選択薬を示している。現在では，多くのアルゴリズムやガイドラインで，第一選択薬としてSSRIあるいはSNRIが選択されている。SSRIやSNRIが第一選択薬とされる根拠としては，TCAによくみられる抗コリン作用や眠気，起立性低血圧などの副作用が少ないという大きな利点を有することである。

2）抗うつ薬の副作用

　SSRIの副作用としては，悪心・嘔吐が代表的である。また，TCAよりは頻度は低いものの，眠気がみられることもある。患者によっては，落ち着きのなさや不安，不眠を呈することがあり，注意を要する。SNRIの副作用としては，SSRI同様に悪心・嘔吐がみられる場合があるが，概してSSRIより頻度は低い。しかしノルアドレナリン再取り込み阻害作用があ

表3.1 抗うつ薬の種類と特徴

種類		名称	用量 (mg/日)	半減期 (時間)
三環系	3級アミン	イミプラミン	25～200	14
		クロミプラミン	50～225	21
		アミトリプチリン	30～150	15
		トリミプラミン	50～200	24
		ロフェプラミン	20～150	27
		ドスレピン	75～150	14
	2級アミン	ノルトリプチリン	30～150	27
	ジベンゾキサゼピン	アモキサピン	25～300	30
四環系		マプロチリン	30～75	46
		ミアンセリン	30～60	18
		セチプチリン	3～6	24
トリアゾロピリジン		トラゾドン	75～200	7
SSRI		フルボキサミン	50～150	9～14
		パロキセチン	10～40	15
		セルトラリン	25～100	23～24
SNRI		ミルナシプラン	30～100	8
ベンザミド		スルピリド	50～300	6～15

NRI：ノルアドレナリン再取り込み阻害作用　SRI：セロトニン再取り込み阻害作用
α_2：α_2受容体阻害作用　5-HT_2：セロトニン2受容体阻害作用　D_2：ドパミン受容体阻害作用
文献18) および，融　道男：向精神薬マニュアル，医学書院，1998．などを基に作表

表3.2 各種ガイドライン・アルゴリズムが推奨する大うつ病性障害患者への第一選択薬

略称	ガイドライン・アルゴリズム	第一選択薬
IPAP [USA]	国際精神薬理アルゴリズムプロジェクト米国版 (1995)	中等症：SSRI 重　症：SSRI, TCA
IPAP [EU]	国際精神薬理アルゴリズムプロジェクト欧州版 (1997)	SSRI, TCA
TMAP	テキサス薬物療法アルゴリズムプロジェクト (1999)	SSRI, bupropion, nefazodone, venlafaxine, mirtazapine
APAPG	米国精神医学会ガイドライン (1993→2002改訂)	SSRI, desipramine, ノルトリプチリン, bupropion, venlafaxine
WFSBP	生物学的精神医学世界連合版 (2002)	抗うつ薬（TCA，非TCA，SSRI，SNRI）
JPAP	日本精神科薬物療法アルゴリズム (1998→2003改訂)	軽症・中等症：SSRI, SNRI 重症：抗うつ薬（TCA，非TCA，SSRI，SNRI）
NICE	英国国立臨床有用性評価機構アルゴリズム (2004)	中等症以上：SSRI

わが国では，bupropion, nefazodone, venlafaxine, mirtazapineは未発売で，desipramineは販売が終了している。

主作用	抗コリン	鎮静眠気	起立性低血圧	心毒性	けいれん	悪心嘔吐	性機能障害	体重増加
NRI＞SRI	++	++	++	++	+	−	+	+
NRI＝SRI	++	++	++	++	+	+	++	+
NRI＞SRI	++	++	++	++	+	−	+	++
NRI＞SRI	++	++	+	++	+	−	?	+
NRI	+	+	+	+	+	−	?	−
NRI＞SRI	++	++	+	++	+	−	?	+
NRI	+	+	+	++	+	−	+	−
NRI, D₂	+	+	+	++	+	−	−	+
NRI	+	+	+	++	++	−	−	+
α₂, 5-HT₂, NRI	+	++	+	+	+/−	−	−	+
α₂, 5-HT₂, NRI	+	++	+	+	+	−	−	+
NRI＜SRI, 5-HT₂	+	++	++	++	+/−	+	+	+
SRI	−	−	−	−	−	++	++	−
SRI	−	−	−	−	−	++	++	−
SRI	−	−	−	−	−	++	++	−
NRI＝SRI	−	−	−	−	−	+	+	−
D₂	−	+	−	−	+	−	−	+

るため，排尿障害や頻脈などの副作用が若干多い．

　TCAの副作用は多岐にわたる．抗コリン作用による副作用として代表的なものは，口渇，便秘，排尿障害，視力調節障害などである．また起立性低血圧，心伝導時間の延長，脈などの循環器系への副作用もしばしば認められる．TCAは一般に鎮静作用が強く，また抗コリン作用も強いため，高齢者ではせん妄を惹起する可能性がある．長期投与により，体重増加が認められることが多い．また，まれであるが，錐体外路症状や悪性症候群を認めることがある．

　四環系抗うつ薬の副作用も概ねTCAに準じるが，一般的にはTCAよりも副作用はやや弱い．なお，マプロチリンは，けいれん発作を引き起こす可能性が指摘されている．

3) 抗うつ薬の薬物学的相互作用

副作用と同様に臨床家が注意しなければならないのは、薬物学的相互作用である。特に高齢の患者では、さまざまな既往歴や合併症があり、少なからずほかの薬剤を服用しているケースがある。これらの薬剤との相互作用に注意して抗うつ薬を選択する必要がある。

抗うつ薬は肝臓のチトクロームP450（CYP）によって代謝される。特にSSRIではCYPの阻害作用が強く、注意を要する。そのうちフルボキサミンではCYP1A2，CYP3A4の阻害作用が強く、パロキセチンではCYP2D6の阻害作用が強い。TCAもSSRIよりは弱いもののCYP阻害作用が認められる。表3.3にはCYPによって代謝される薬物のいくつかを示した。これらの薬物の血中濃度の上昇の可能性について考慮しつつ、抗うつ薬を投与しなければならない。

表3.3 抗うつ薬と相互作用を示す可能性のある薬物の実例

CYP 1A2	CYP 2C	CYP 2D6	CYP 3A3/4
テオフィリン	メフェニトイン	デシプラミン、第2アミン三環系薬物	テルフェナジン
イミプラミン（軽度）	ジアゼパム		アステミゾール
カフェイン	ヘキソバルビタール	フレカイニド/エカイニド	ケトコナゾール
フェナセチン	イミプラミン	リスペリドン	アルプラゾラム
アセトアミノフェン	フェナセチン	フェノチアジン系薬物	トリアゾラム
ワルファリン（軽度）	ワルファリン	ハロペリドール（軽度）	エリスロマイシン
フェノチアジン系薬物	プロプラノロール	低下したハロペリドール	ニフェジピン
	第3アミン三環系薬物	コデイン	シクロスポリン
		プロプラノロール（軽度）	副腎皮質ステロイド
		キニジン*	

＊2D6を阻害するが、2D6では代謝されない。所定の酸素系により基質、または阻害薬になることがある。

4) 服薬に関する指導

抗うつ薬は服用すればすぐに効果が表れるという類の薬物ではないということは、必ず患者に説明しておく必要がある。効果の発現には週単位での時間を要するが、副作用は服用したその日から出現するため、概して患者は抗うつ薬に対して良い印象を持ちにくい。効果が表れるまで時間がかかることに加え、起こりうる副作用についてあらかじめ知らせておくこと

も重要である。説明されていなかった副作用が出現したために驚き，処方した医師に対して不信をいだくケースは少なくはない。こうなるとその後の患者の服薬コンプライアンスに負の影響を及ぼし，薬物療法が失敗に終わる可能性は高くなるであろう。

5）効果判定

抗うつ薬の反応性（有効性）についての評価は，患者や家族の意見，治療者による印象や，社会的機能レベルなど，多くの点から総合的に判断する必要がある。現在では多くの自己あるいは評価者評価尺度があり，合理的な評価に有用である。抗うつ薬の治療反応性については，例えば米国テキサス州の精神科医らによって開発されたTexas Medication Algorithm Project（TMAP）では，以下のように定義されている。

① 治療無反応（nonresponse）：症状の改善が25％以下。
② 微小反応（minimal response）：症状の改善が25～50％。
③ 部分反応（partial response）：症状の改善が50～75％。
④ 完全反応／寛解（full response／remission）：症状の改善が75～100％。

第一選択薬の副作用が少なく服用に耐えられる場合，徐々に推奨される量まで増量し，4～8週間はその量を維持することが推奨されている。抗うつ薬の投与開始後4週間程度で部分反応を示す患者は，8週間続けるとさらに反応を示すケースも少なくはない。臨床的には，まず不眠や食欲不振が改善し，その後不安や抑うつ気分が軽快してくることが多い。本人の自覚症状の改善よりも先に，家族など周囲の者が患者の改善に気がつくケースもある。薬物療法が無効に終わる要因の一つとして，十分量が使用されていないことや十分な期間投与されていないことである。一つの抗うつ薬の効果を判定するためには，その抗うつ薬を十分量で十分期間使用することが必要である。十分量の抗うつ薬を十分な期間投与した場合，一つの抗うつ薬が有効である可能性は約50～75％といわれている。

6) 治療が十分に有効でないとき

　TMAPでは，第一選択の抗うつ薬が十分に有効でない場合，別の抗うつ薬に変更することが推奨されている。そして，異なる3種類の抗うつ薬単剤療法に有効性がみられない場合には，リチウムの増強療法を行うことが推奨されている。また，抗うつ薬単剤療法において，部分的に有効性を示しながら反応性が不十分な場合には，リチウム，甲状腺ホルモン，セロトニン作動薬による増強療法，あるいはほかの抗うつ薬への変更が推奨され，無効と判断される場合にはほかの抗うつ薬への変更が推奨されている。

a ほかの抗うつ薬への変更

　抗うつ薬の使用は単剤投与が原則である。わが国では1番目の抗うつ薬が部分反応であった場合，ほかの薬剤への切り替えにより使用中の抗うつ薬の部分的な有効性が失われるのではないかという懸念や，抗うつ薬の切り替えで効果発現までにまた時間が費やされるのではないかなどの危惧を予想して，一つ目の抗うつ薬に別の抗うつ薬を上乗せする併用療法が試みられることがあるが，このような併用療法に関しては有効性を支持するエビデンスはほとんどなく，むしろ有害作用の増大が指摘されている。併用投与を支持する報告としては，シナプス前 $α_2$ 受容体遮断作用のあるミアンセリンとSSRIの併用が，SSRI単独使用よりも安全に抗うつ効果を増強するとの報告[5,8]や，パロキセチンにスルピリドを併用するとパロキセチン単独よりも良好な反応が早く得られるという報告[20]がみられるものの，副作用や薬物間相互作用が増加するなどの観点から，多くのガイドラインでは，抗うつ薬は単剤投与が原則とされており，併用療法は漸増漸減による切り替え時における一時的な使用期間を除いて推奨されていない。

　単剤療法においては，2番目の抗うつ薬を使用する際は1番目の抗うつ薬を中止し切り替えを行う。切り替えにあたっては，SSRI（特にパロキセチン）は離脱症状が現れやすいため，急速な減量には慎重を要する。パロキセチンに関しては，1週間で1日量10mgずつ減量することが推奨されている。また，パロキセチンとフルボキサミンに関してはTCAとの併用でTCAの血中濃度を上昇させることが知られており，切り替えの際にはこ

の点に留意する必要がある。

　第二選択薬をどの抗うつ薬にするかについては，現時点では確定的なエビデンスはない。同じ作用機序グループ内で選択する（例えばSSRIの中で異なる薬剤に置換する）場合もあれば，違う作用機序グループの薬を選択する（例えばSSRIからTCAに置換する）場合もある。両者の間で効果に明らかな違いが証明されていないため，副作用などを考慮して決めるべきだという立場と，ある作用機序の抗うつ薬が有効ではないのなら違う作用機序の抗うつ薬を選択するのが合理的だ，という立場がある。

　第二選択薬を十分量で十分期間使用してもうまくいかない場合は，やはり別の抗うつ薬に変更するか，後述する増強療法を行う。

b 増強療法

　増強療法（augmentation therapy）とは，使用している抗うつ薬の効果を増強する目的で，抗うつ薬以外の薬物を追加投与する治療法である。増強療法は，効果が十分ではなかった抗うつ薬からほかの抗うつ薬へ切り替える場合に比べ，比較的短期間で効果が期待されることや，抗うつ薬が部分反応を示しており，ほかの薬剤への切り替えがためらわれるような場合，抗うつ薬の部分反応を失うリスクを回避できるなどの利点がある。リチウムの併用は最もよく知られている増強療法の一つであり，エビデンスレベルも高く，約半数において有効[3]とされる。効果の発現は比較的速やかであり，約20％の患者では投与第1週目に反応を示すという。最終的な評価を行うには，2～4週間を要する。また，甲状腺ホルモンの一つであるT_3の増強療法もよく知られている。リチウムよりもエビデンスは少ないものの，最近STAR*Dアルゴリズムの一環で行われたリチウムとT_3の増強療法を直接比較した無作為化対照試験の結果は，有意差はなかったもののT_3投与群で寛解率は高く，副作用発現率や副作用による治療中断率はリチウム投与群よりも有意に少なかったことが報告されている[15]。その他，ドパミン作動薬，クエン酸タンドスピロン，非定型抗精神病薬などを使用する方法もあるが，いずれもエビデンスレベルは高くない。増強療法も奏功しない場合は，電気けいれん療法（electro-convulsive therapy，以下ECT）

などの非薬物的療法が考慮される。

4 抗うつ薬以外の薬剤の使用

1）抗不安薬

　アルプラゾラムは軽症から中等症のうつ病に対して有効である可能性が示されているが，これらの例外を除き，うつ病に対してほとんどのベンゾジアゼピン（BZD）系の薬剤は抗うつ薬より効果的ではないとされている。しかし，うつ病と不安障害との併存が多いことからも，このような患者では実際に抗うつ薬と抗不安薬の併用は多くみられる。抗不安薬の併用の利点は，うつ病患者にしばしばみられる不安・焦燥感や不眠を早期に改善することであり，抗不安薬の併用によって，抗うつ薬単独の治療よりも脱落率が低いことが示されている[9]。しかし，BZD系抗不安薬の併用による鎮静，認知機能障害，依存，耐性の形成，離脱症状発現などの危険性を考慮すると，うつ病に限らずBZD系薬剤の併用はできるだけ短期間に限り，頓服での使用が原則である。なお，依存や耐性の形成のリスクがほとんどないアザピロン系抗不安薬（ブスピロン，タンドスピロン）は，増強療法の一つとして有効であるとの報告もみられる。

2）抗精神病薬

　大うつ病性障害では，妄想や，時として幻覚がみられる場合がある。これらは多くの場合抑うつ気分に一致して出現する。このような精神病性の特徴を伴う大うつ病性障害に対しては，抗うつ薬単独の治療よりも抗精神病薬との併用がより反応率が高いことが示されている[17]。抗うつ薬との併用において，明らかに有効性が高いとされる抗精神病薬はないが，副作用の面から考えればやはり非定型抗精神病薬が選択されるケースが多いと思われる。なお，抗うつ薬との併用においては，抗精神病薬の投与量は統合失調症に用いられる量よりは通常少ない。

5 再燃・再発予防と長期予後

　急性期の治療が奏功した後は再燃を防ぐために抗うつ薬による治療を継続する。抗うつ薬を中止すると寛解した患者の約半数は6カ月以内に再燃するが，奏功した抗うつ薬の投与を続ければ，10〜25％まで再燃率を下げることが示されている。

　完全寛解した患者にどれだけの期間抗うつ薬による治療を続けるかは議論のあるところだが，一般に寛解後6〜9カ月間の投与が推奨[6,10]されている。完全寛解に至らない患者では，少なくとも残遺症状が消失するまでの期間は薬物投与を続けるべき[16]である。継続期の治療では，急性期治療において奏功した抗うつ薬を同じ服用量で続けることが推奨されている[19]。

　大うつ病性障害は，反復性であることが多く，1回目の大うつ病性エピソードを呈した患者が次のエピソードを出現する可能性は，50〜80％[21]と見積もられている。大うつ病性エピソードが繰り返されれば繰り返されるほどエピソードの反復率は高くなることが知られており，3回以上のエピソードを持つ患者では反復率は90％以上であるとされる。このようなケースでは生涯にわたって抗うつ薬による治療が必要となることがある。ほかにも反復リスクに関する研究は行われており，リスク増大に関連する因子を表3.4に示した。再発あるいは反復性の再発を予防するために，急性期に奏功した抗うつ薬を同用量で継続することが有効であることは前述したとおりである。ほかには，リチウムの継続投与が再発予防に有効であることが示されている。

6 小児期および高齢者の大うつ病性障害の薬物療法

1) 小児期の大うつ病性障害の薬物療法

　小児期の大うつ病性障害は，しばしば適応障害や発達障害などと誤診される。以前は小児期には大うつ病性障害は発生しにくいと考えられていたが，最近ではかなりの患者が大うつ病性障害の初回エピソードを小児期に経験する[4]ことが示されている。とはいえ，小児期の大うつ病性障害の有

表3.4 維持療法を考慮する再発の危機因子

- 3回以上の大うつ病エピソードの既往
- 短期間に2回以上の大うつ病エピソード
    過去5年間に2回以上の大うつ病エピソード
    過去2年間に2回以上
- 気分変調症の依存（double depression）
- 重症エピソード（自殺企図，精神病像を伴う）
- 慢性エピソード（2年以上持続）
- 季節性
- 気分障害の家族歴
- 継続療法に対する反応が不良
- 不安障害の併用
- 物質乱用の問題
- 若年発症
- 高齢（65歳以上）
- 治療中止を試みた際の再発
- 女性

病率は成人よりも低い。一般には小児ではプラセボの反応率が高いことが示唆されており，小児期の大うつ病性障害の薬物治療では，TCAとプラセボの間でほとんど有意差を認めていない。しかし，SSRIではプラセボと比較して有効性を持つことが複数の研究[7,11]で示されているものの，小児期の大うつ病性障害の治療にSSRIを用いると自殺率が上昇する可能性が示唆されていることから，わが国ではパロキセチンやフルボキサミンは慎重投与とされている。

2）高齢者の大うつ病性障害の薬物療法

高齢者では，加齢による生理学的変化のため，薬物の副作用が出現しやすく，またほかの身体疾患の合併により，有害な薬物相互作用をきたす可能性も高い。心血管系の副作用や抗コリン性の副作用のために抗うつ薬を十分な量で用いることができないケースも多く，結果として抗うつ薬による薬物治療がうまくいかない場合が少なくない。ECTはこれらのケースに対する良い選択肢であり，有効性，安全性ともに確立されている。最近では麻酔科医による厳重な管理のもと，無けいれん電撃療法が行われており，

さらに安全性は向上している。

7 各抗うつ薬の特色

1) 選択的セロトニン再取り込み阻害薬

わが国では現在のところフルボキサミン，パロキセチン，セルトラリンが利用可能である。これまでの報告では，SSRIはTCAとほぼ同等の効果を持ち，前述のように有害作用は少ないとされている。しかし，SSRIはTCAよりも落ち着きのなさ，不眠，消化管症状，性機能障害が多いとされており，注意が必要である。セロトニン症候群については前述したとおりである。SSRIの急激な中止は，めまい，嘔気，頭痛，不眠，不安，知覚異常などを伴う離脱症状を引き起こす危険性があるため，減薬の際には注意を要する。患者が自己判断で勝手に服薬を中止しないよう，あらかじめ離脱症状の危険性について患者に十分な説明しておくことが重要である。

未成年者への投与については，服用によって自殺率が増加するという報告があり，慎重を要する。

SSRIは不安障害にも有用であり，わが国ではフルボキサミンが強迫性障害と社会不安障害に，パロキセチンがパニック障害と強迫性障害に，またセルトラリンがパニック障害に適応がある。うつ病とこれらの不安障害を併存している患者にはSSRIは良い適応になる。

2) セロトニン・ノルアドレナリン再取り込み阻害薬

わが国では現在のところ，ミルナシプラン（トレドミン®）が使用可能である。SNRIもSSRI同様に，うつ病に対してTCAとほぼ同等の効果を持つとされる。副作用については，排尿障害の頻度はTCAやSSRIよりも高いものの，それ以外の症状についてはTCAよりも少ないことが報告されている。SSRIに比べた場合，①消化器症状の出現頻度が低いこと，②薬物相互作用が少ないこと，③離脱症状がみられにくいこと，などがSNRIの利点とされている。

3) 三環系抗うつ薬

わが国では現在のところ，イミプラミン，アミトリプチリン，クロミプラミン，トリミプラミン，ドスレピン，ロフェプラミン，ノルトリプチリン，アモキサピンが使用可能である。アモキサピン以外のものは，分子構造に三つの環構造を持っている。それぞれにセロトニンとノルアドレナリンの再取り込み阻害作用があり，その比率は異なる。ムスカリン性アセチルコリン受容体，アドレナリンα_1受容体，ヒスタミンH_1受容体などへの親和性も薬物によって若干異なり，これらが各薬剤の特徴を決定づけている。アモキサピンは抗コリン作用が比較的弱く，また代謝物がドパミン阻害作用を持つ点で特徴的である。

4) 四環系抗うつ薬

わが国では現在のところ，ミアンセリン，マプロチリン，セチプチリンが使用可能である。TCAに比べ副作用は概して少ないとされる。マプロチリンはノルアドレナリン再取り込み阻害作用が強く，また副作用としてけいれんを惹起しやすい点が特徴的である。ミアンセリンとセチプチリンはシナプス前α_2受容体遮断作用があり，ほかの抗うつ薬との併用療法が注目されているのは前述のとおりである。

5) トラゾドン

トリアゾロピリジン系抗うつ薬のトラゾドンは，セロトニン遮断・再取り込み阻害薬（SARI）ともよばれる。セロトニン再取り込み阻害作用の選択性が高く，抗コリン作用はほとんどないが，α_1受容体遮断作用の結果として，起立性低血圧，口渇などの有害事象が報告されている。特徴的なのはその鎮静効果であり，睡眠の質を改善する作用が報告されている。

6) スルピリド

スルピリドはベンザミド系のドパミン受容体遮断薬である。わが国では150〜300mg/日の用量でうつ病に対する適応があり，300〜1200mg/日の用量で統合失調症に対する適応がある。軽症および中等症のうつ病に対し

てプラセボ対照の二重盲検比較試験において有意な効果が報告されている。

8 おわりに

本章では，単極性の大うつ病性障害に対する薬物療法について述べた。大うつ病性障害に対する抗うつ薬の有効性は確立されているが，一つの抗うつ薬が有効である可能性は50〜75％である。各抗うつ薬間における比較において，ほかよりも効果において明らかに優れている抗うつ薬はなく，抗うつ薬の選択においては有害事象を中心に考慮すべきである。一つの抗うつ薬が十分に有効でない場合は，ほかの抗うつ薬へ切り替えるかリチウムなどの増強療法を選択する。複数の抗うつ薬を使用しても反応がなく，増強療法も無効である場合は，ECTなどの薬物療法以外の治療法が考慮される。

大うつ病性障害は高い反復率が特徴であり，再燃あるいは再発の予防は十分になされるべきである。寛解に至った後，急性期治療に有効であった抗うつ薬を同じ用量で6〜9カ月間継続投与することが推奨される。リチウムには再燃あるいは再発の予防効果があることが示唆されており，再発を繰り返す例では投与を考慮してもよい。

■参考文献

1) Anderson IM: Meta-analytical studies on new antidepressants. Br Med Bull 57: 161-178, 2001.
2) Andrews G: Should depression be managed as a chronic disease? BMJ 322: 419-421, 2001.
3) Bauer M, Dopfmer S: Lithium augmentation in treatment-resistant depression: meta-analysis of placebo-controlled studies. J Clin Psychopharmacol 19: 427-434, 1999.
4) Birmaher B, Brent DA, Benson RS: Summary of the practice parameters for the assessment and treatment of children and adolescents with depressive

disorders. American Academy of Child and Adolescent Psychiatry. J Am Acad Child Adolesc Psychiatry 37: 1234-1238, 1998.
5) Dam J, Ryde L, Svejso J, et al: Morning fluoxetine plus evening mianserin versus morning fluoxetine plus evening placebo in the acute treatment of major depression. Pharmacopsychiatry 31: 48-54, 1998.
6) Eimherr FW, Amsterdam JD, Quitkin FM, et al: Optimal length of continuation therapy in depression: a prospective assessment during long-term fluoxetine treatment. Am J Psychiatry 155: 1247-1253, 1998.
7) Emslie GJ, Rush AJ, Weinberg WA, et al: A double-blind, randomized, placebo-controlled trial of fluoxetine in children and adolescents with depression. Arch Gen Psychiatry 54: 1031-1037, 1997.
8) Ferreri M, Lavergne F, Berlin I, et al: Benefits from mianserin augmentation of fluoxetine in patients with major depression non-responders to fluoxetine alone. Acta Psychiatr Scand 103: 66-72, 2001.
9) Furukawa TA, Streiner DL, Young LT: Antidepressant and benzodiazepine for major depression. Cochrane Database Syst Rev, CD001026, 2002.
10) Hirschfeld RM: Clinical importance of long-term antidepressant treatment. Br J Psychiatry 42: S4-S8, 2001.
11) Keller MB, Ryan ND, Strober M, et al: Efficacy of paroxetine in the treatment of adolescent major depression: a randomized, controlled trial. J Am Acad Child Adolesc Psychiatry 40: 762-772, 2001.
12) Khan A, Warner HA, Brown WA: Symptom reduction and suicide risk in patients treated with placebo in antidepressant clinical trials: an analysis of the Food and Drug Administration database. Arch Gen Psychiatry 57: 311-317, 2000.
13) Mace S, Taylor D: Selective serotonin reuptake inhibitors: a review of efficacy and tolerability in depression. Expert Opin Pharmacother 1: 917-933, 2000.
14) Mueller TI, Leon AC, Keller MB, et al: Recurrence after recovery from major depressive disorder during 15 years of observational follow-up. Am J Psychiatry 156: 1000-1006, 1999.
15) Nierenberg AA, Fava MF, Trivedi MH, et al: A comparison of Lithium and T3 augumentation following two failed medication treatments for depression: A STAR*D report. Am J Psychiatry 163: 1519-1530, 2006.
16) Paykel ES, Ramana R, Cooper Z, et al: Residual symptoms after partial remission: an important outcome in depression. Psychol Med 25: 1171-1180, 1995.
17) Spiker DG, Weiss JC, Dealy RS, et al: The pharmacological treatment of delusional depression. Am J Psychiatry 142: 430-436, 1985.

18) Storosum JG, Elferink AJ, van Zwieten BJ, et al: Short-term efficacy of tricyclic antidepressants revisited: a meta-analytic study. Eur Neuropsychopharmacol 11: 173-180, 2001.
19) Thase ME: Redefining antidepressant efficacy toward long-term recovery. J Clin Psychiatry 60 Suppl 6: 15-19, 1999.
20) Uchida H, Takeuchi H, Suzuki T, et al: Combined treatment with sulpiride and paroxetine for accelerated response in patients with major depressive disorder. J Clin Psychopharmacol 25: 545-551; 2005.

第4章

双極性障害の薬物療法

高橋 長秀, 尾崎 紀夫

1 はじめに

双極性障害は, I型, II型をあわせるとその有病率が2～3％に達し[2], 10～20％の患者は生涯に少なくとも1回は自殺を試み, その死亡率は一般人口に比べ, 2～3倍に達する[24]。また, 双極性障害患者の多くが治療抵抗性を示し, 薬物療法を維持していても寛解と再発を繰り返し[16], 米国における本疾患による社会損失額は450億ドル (1991年) に達すると試算されている[31]。この額は, 統合失調症による損失額の70％に相当するという点から, その治療的対応を検討すべき重要な精神障害の一つであるといえよう。

双極性障害の薬物療法に関しては, 治療効果, 副作用などに関して, ランダム化比較試験 (RCT) が盛んに行われ, その結果をもとに, 米国精神医学学会 (American Psychiatric Association：APA)[2], 英国精神薬理学会 (British Association for Psychopharmacology：BAP)[17], 世界生物学的精神医学学会 (World Federation of Society of Biological Psychiatry：WFSBP)[18]などからガイドラインが提唱され, わが国でも2004年に「気分障害治療ガイドライン」が作成されている。また, Texas Implementation of Medication Algorithms (TIMA)[25]は「現時点では双極性II型に関しては, 十分な数の比較試験が行われていない」との判断で, 双極I型障害の

みに対するアルゴリズムを作成，公表している。

本章ではこれらの知見をもとに，双極性障害の薬物療法について，躁病相，うつ病相，維持療法，急速交代型に分けて概説する。

2 双極性障害の診断

薬物療法に関して述べる前に，双極性障害を診断することの重要性に触れておきたい。米国における調査で，半数の患者が双極性障害の診断がなされるまでに初診から5年以上を要する，との報告がなされている。診断の遅れにつながる要因として，多くの患者はうつ病相が躁病相に先行し，患者自身が自主的に治療を求めるのもうつ病相が多いためと考えられている[26]。このため，患者が抑うつ症状を主訴に医療機関を受診してきた際に，躁病・軽躁病相の有無を家族，知人などから確認することが重要である[2]。双極性障害の治療をスタートするには，「双極性障害と診断すること」が第一歩であることを強調しておきたい。

3 躁病相，混合性病相の薬物療法

多くのガイドラインでは，リチウムと抗精神病薬，またはバルプロ酸と抗精神病薬の使用をファーストラインとしてあげている。重症以外の症例ではリチウム，バルプロ酸[1]，リスペリドン，クエチアピン[7]，オランザピン[28]，カルバマゼピン[30]の単独投与でも十分であることがRCTで示されており，混合性エピソードにおいてはバルプロ酸がリチウムより有効であるとの報告もある[27]。TIMAアルゴリズムではまず単剤から開始し，反応がみられなかった際に2剤を使用することがすすめられている。オランザピンはすでに米国食品医薬品局（FDA）に双極性障害の治療薬として認可されているが，副作用，特に耐糖能と体重増加を考慮し，TIMAはこれをファーストラインでなく，セカンドラインの薬物と位置づけている。ほかの薬物との相互作用などの面からカルバマゼピンについても同様である。また，維持療法を受けていた患者が，躁病相，混合性相を呈した際には至

表4.1 躁病相に対する治療ガイドラインのまとめ

ガイドライン	APA (2002)	TIMA (2005)	BAP (2003)	WFSBP (2003)
第一選択	重度：Li or VPA＋AAP 軽中度：Li, VPA, OLZ	躁病：Li, VPA, ARP, QTP, RIS, ZIP (OLZ, CBZ) 混合性：VPA, RIS (OLZ, CBZ)	重度：AAP, VPA 軽中度：Li, CBZ (Li or VPA)＋AAP	Li, VPA, OLZ, RIS, CBZ
第二選択	第一選択薬剤の併用 ECT	第一選択薬剤の併用	clozapine ECT	(Li, VPA, CBZ)＋AAP ECT

Li：リチウム，VPA：バルプロ酸，AAP：非定型抗精神病薬，OLZ：オランザピン，ARP：アリピプラゾール，QTP：クエチアピン，RIS：リスペリドン，ZIP：ziprasidone，CBZ：カルバマゼピン

適用量までの増量が最優先であるが，抗精神病薬の追加投与を必要とする場合も少なくない。

至適用量まで増量しても症状のコントロールが難しい症例では，ファーストラインにあるほかの薬剤の追加，抗精神病薬の変更などが推奨されている。困難例では，わが国では未認可であるがclozapineも選択肢の一つである。ECTは重症躁病相，混合性相に有効である[23]のみならず，薬剤の使用が制限される妊娠期にも選択可能な治療方法とされている。表4.1に各ガイドラインにおける第一選択，第二選択としてあげられる治療法を示す。

4 うつ病相の薬物療法

双極性障害の患者は，経過の中でうつ病相を呈する期間が長いということが確認されているが，うつ病相をいかに治療するかという点に関する情報は不十分である。しかし，各ガイドラインとも「抗うつ薬の単剤治療はしないこと」においてコンセンサスがあり，したがって，「単極性うつ病と双極性障害のうつ病相を鑑別すること」が重要である。また，ファーストラインとしてはRCTの結果からリチウムなどの気分安定薬を至適用量まで増量すること，もしくは本邦では未承認のlamotrigineの投与をあげ

ている。Lamotrigineは単剤でも[9]，リチウムによる維持療法を受けている患者への追加投与においても十分な効果を発揮することが示されている[8,9]。オランザピン-fluoxetine併用（米国では合剤が使用可能）療法はRCTによって有効性が報告され[22]，FDAから唯一の双極性障害における大うつ病相の治療法として認可を受けている。最近になって，クエチアピン300〜600mgの単剤投与が有効であることが示されたが[10]，強い鎮静効果のため脱落例が多くみられたことも報告されている。気分安定薬の投与を受けている患者への bupuropion, パロキセチン＋venlafaxineなどの追加投与も有効であることが報告されている[15]。

抗うつ薬による躁転については，双極II型より双極I型において起こりやすく[2]，多くのガイドラインでも単剤使用は推奨されていない。抗うつ薬の種類により躁転率に差異があることが報告され，venlafaxineがパロキセチン[29]，セルトラリン，bupuropionに比べて，より躁転を起こしやすいとされているが，これら新規抗うつ薬は気分安定薬と併用している限りにおいては，プラセボより躁転を引き起こすリスクが高くないことも報告されている[23]。また，RCTによって，双極性障害のうつ病相において，気分安定薬に加えて抗うつ薬の維持投与が再発予防効果を示すことが報告されており[1]，抗うつ薬を併用せざるを得ない症例では，寛解後の維持投与も考慮すべきところであろう。一方，三環系抗うつ薬（TCA）については選択的セロトニン再取り込み阻害薬（SSRI）に比べ，有意に躁転率を高めることがメタ解析で示されており，TCAの使用は控えることが推奨され

表4.2 うつ病相に対する治療ガイドラインのまとめ

ガイドライン	APA (2002)	TIMA (2005)	BAP (2003)	WFSBP (2003)
第一選択	Li or LTG or Li + AD ECT	Li，VPA，LTG	重度：SSRIs + (Li or VPA or AAP) ECT 軽度：LTG, Li,	SSRIs + (Li, LTG, VPA, CBZ)
第二選択	第一選択薬の併用 ECT	(Li, VPA) + LTG QTP, OFC	VPA AD	第一選択薬の併用 ECT

Li：リチウム，LTG：lamotrigine，AD：抗うつ薬，QTP：クエチアピン，OFC：オランザピン＋fluoxetine

ている[15]。ECTは，治療抵抗性大うつ病エピソードに有効であることが確認されている[13]。また，精神病性の特徴を持つ大うつ病性エピソードには抗精神病薬の付加も勧められている。表4.2に各ガイドラインにおける第一選択，第二選択としてあげられる治療法を示す。

5 急速交代型の薬物療法

急速交代型は双極性障害の約20%にみられるとされているが[21]，その治療に関して，十分な知見が得られているとはいいがたい。各ガイドラインとも，第一選択としては，リチウム，バルプロ酸，lamotrigineを推奨しており，lamotrigineに関しては有効性を示したRCTも報告されている[12]。一方で，多くの急速交代型ではこれらの薬剤に反応せず，2種類以上の薬剤の組み合わせが必要とされることが報告されている[11]。また，抗うつ薬の使用，薬物・アルコールの使用障害，甲状腺機能低下症などの急速交代型のサイクルを加速させる要因を検討する必要性についても指摘されている[2]。表4.3に各ガイドラインであげられている第一選択，第二選択の治療法をまとめた。なお，TIMAにおいては，推奨される治療法はまだないとされている。

表4.3 急速交代型に対する治療ガイドラインのまとめ

ガイドライン	APA (2002)	TIMA (2005)	BAP (2003)	WFSBP (2003)
第一選択	Li, VPA, LTG	該当なし	Li, VPA, LTG	Li＋(VPA or CBZ) (双極Ⅰ型) LTG (双極Ⅱ型)
第二選択	第一選択薬の併用		第一選択薬の併用	Li, OLZ, LTG (双極Ⅰ型) VPA (双極Ⅱ型)

Li：リチウム，VPA：バルプロ酸，LTG：lamotrigine，CBZ：カルバマゼピン，OLZ：オランザピン

6 維持療法

各病相の寛解後6カ月間は再発のリスクが極めて高く，維持療法が重要

であることが繰り返し指摘されている[2]。問題は，「いつから維持療法を開始するか」，「いつまで維持療法が必要であるか」で，この疑問に対する回答を明らかにするに足る実証的研究は乏しい。

「維持療法の開始時期」に関して，APA，WFSBP，TIMAなど米国で作成されたガイドラインでは1回目の躁病相，混合性病相より開始することを推奨しているが，欧州諸国のガイドラインでは1回目の病相の重症度，2回目のエピソードの存在，第一度親族の双極性障害の既往などから維持療法の開始を検討すべきとしたものもある[18]。

維持療法の継続期間については，「可能であれば長期あるいは生涯にわたって継続して使用することが望ましい」としたWFSBPガイドラインを除き，明言がなされていない。しかし，2年間以上にわたって寛解期が継続している場合は，中止を検討することも可能であろう。ただし，病相期を複数回経ている場合や病相の重症度が高い場合は，より慎重にならざるを得ない。

最も新しい病相が躁病相，混合性病相である患者には，リチウム[6]，lamotrigine[6]，バルプロ酸[5]，オランザピン[3]が多くのRCTによるエビデンスを有しており，ファーストラインにあげられていることが多い。近年，米国では6カ月間のフォローアップスタディ[19]の結果を受けて，アリピプラゾールがFDAによって双極性障害の維持療法への適応を受け，TIMAではこれをセカンドラインとしている。カルバマゼピンも有効性が確認されている[20]。クエチアピン，リスペリドン，ziprasidoneなどの新規抗精神病薬については，オープン試験によって有効性が得られたとの報告にとどまっている。

最も新しいエピソードがうつ病相である患者の維持療法に対する知見は限られているが，lamotrigineがリチウム，プラセボより有効であることを示したRCTがあり[20]，各ガイドラインでもうつ病相の再発予防に対して効果的な治療と位置づけられている。リチウムの長期再発予防効果については多くのエビデンス[6]があり，FDAによって承認されている。バルプロ酸についてはオープン試験による有効性が示されたにとどまっている。表4.4に各ガイドラインであげられている第一選択，第二選択の治療法を示す。

表4.4 維持療法に対する治療ガイドラインのまとめ

ガイドライン		APA (2002)	TIMA (2005)	BAP (2003)	WFSBP (2003)
第一選択	最も新しいエピソードが躁病相	Li, VPA	Li, VPA, OLZ	Li, VPA, OLZ, CBZ	Li
	最も新しいエピソードがうつ病相		LTG LTG + (Li or VPA or AAP)	LTG	Li
第二選択	最も新しいエピソードが躁病相	LTG, CBZ	ARP	Li, VPA, AAPの併用	AAP (特にOLZ)
	最も新しいエピソードがうつ病相		Li	(LTG or AD) + (Li or VPA or AAP)	LTG

Li：リチウム，VPA：バルプロ酸，OLZ：オランザピン，LTG：lamotrigine，
AAP：非定型抗精神病薬，CBZ：カルバマゼピン，ARP：アリピプラゾール，AD：抗うつ薬

7 おわりに

　以上，これまでに得られたRCTの結果を中心に，各ガイドラインを参考にして，双極性障害の薬物療法について述べてきた．しかし，現在のところ，双極性障害が，寛解維持の観点からは難治性の疾患であることは否めない．さらに，わが国では気分安定薬や抗うつ薬を中心として，双極性障害の治療薬の導入が欧米諸国に比べ遅れており，海外のガイドラインをそのまま用いることはできないという制約もある．また，従来の双極性障害の治療薬の開発においては，基礎薬理学的な見地から，シナプス間の神経伝達物質量を変化させることに着目した薬剤が中心に開発されてきた．しかし，近年の分子生物学的研究の発展により，双極性障害の病態生理に，神経伝達物質量の増減のみならず，細胞内シグナル伝達系，シナプス可塑性の異常などが関与していることが明らかになりつつあり，今後これらをターゲットとした新しい治療薬が開発され，双極性障害の治療法が大きく変化する可能性もある．

　最後に，双極性障害を適切に診断し，適切な薬物療法を実施することに加えて，服薬継続の意義，ストレス対処方法，再発の兆候などの理解を目的としたサイコエデュケーションが，双極性障害の治療において必須であ

る。実際，サイコエデュケーションの再発予防効果がRCTにより実証されており[14]，患者本人同様，家族に対する双極性障害のサイコエデュケーションの重要性が，わが国の医療関係者に認識されることが期待される。

■参考文献

1) Altshuler L, et al.: Impact of antidepressant discontinuation after acute bipolar depression remission on rates of depressive relapse at 1-year follow-up. Am J Psychiatry 160: 1252-1262, 2003.
2) American Psychiatric Association: Practice guideline for the treatment of patients with bipolar disorder (revision). Am J Psychiatry 159: 1-50, 2002.
3) Baldessarini RJ, et al: Olanzapine versus placebo in acute mania: treatment responses in subgroups. J Clin Psychopharmacol 23: 370-376, 2003.
4) Bowden, CL et al: Efficacy of divalproex vs lithium and placebo in the treatment of mania. The Depakote Mania Study Group. JAMA 271: 918-924, 1994.
5) Bowden CL, et al: A randomized, placebo-controlled 12-month trial of divalproex and lithium in treatment of outpatients with bipolar I disorder. Divalproex Maintenance Study Group. Arch Gen Psychiatry 57: 481-489, 2000.
6) Bowden CL, et al: A placebo-controlled 18-month trial of lamotrigine and lithium maintenance treatment in recently manic or hypomanic patients with bipolar I disorder. Arch Gen Psychiatry 60: 392-400, 2003.
7) Bowden CL, et al: A randomized, double-blind, placebo-controlled efficacy and safety study of quetiapine or lithium as monotherapy for mania in bipolar disorder. J Clin Psychiatry 66: 111-121, 2005.
8) Calabrese JR, et al: Spectrum of activity of lamotrigine in treatment-refractory bipolar disorder. Am J Psychiatry 156: 1019-1023, 1999.
9) Calabrese JR, et al: A double-blind placebo-controlled study of lamotrigine monotherapy in outpatients with bipolar I depression. Lamictal 602 Study Group. J Clin Psychiatry 60: 79-88, 1999.
10) Calabrese JR, et al: A randomized, double-blind, placebo-controlled trial of quetiapine in the treatment of bipolar I or II depression. Am J Psychiatry 162: 1351-1360, 2005.
11) Calabrese JR, et al: Bipolar rapid cycling: focus on depression as its hallmark. J Clin Psychiatry 62 (Suppl 14): 34-41, 2001.

12) Calabrese JR, et al: A double-blind, placebo-controlled, prophylaxis study of lamotrigine in rapid-cycling bipolar disorder. Lamictal 614 Study Group. J Clin Psychiatry 61: 841-850, 2000.
13) Ciapparelli A, et al: Electroconvulsive therapy in medication-nonresponsive patients with mixed mania and bipolar depression. J Clin Psychiatry 62: 552-555, 2001.
14) Colom F, et al: A randomized trial on the efficacy of group psychoeducation in the prophylaxis of recurrences in bipolar patients whose disease is in remission. Arch Gen Psychiatry 60: 402-407, 2003.
15) Gijsman HJ, Geddes JR, Rendell JM, Nolen WA, Goodwin GM: Antidepressants for bipolar depression: a systematic review of randomized, controlled trials. Am J Psychiatry 161: 1537-1547, 2004.
16) Gitlin MJ, Swendsen J, Heller TL, Hammen C: Relapse and impairment in bipolar disorder. Am J Psychiatry 152: 1635-1640, 1995.
17) Goodwin GM, Young AH: The British Association for Psychopharmacology guidelines for treatment of bipolar disorder: a summary. J Psychopharmacol 17: 3-6, 2003.
18) Grunze H, et al: World Federation of Societies of Biological Psychiatry (WFSBP) guidelines for biological treatment of bipolar disorders. Part I: Treatment of bipolar depression. World J Biol Psychiatry 3: 115-124, 2002.
19) Keck PE Jr, et al: A placebo-controlled, double-blind study of the efficacy and safety of aripiprazole in patients with acute bipolar mania. Am J Psychiatry 160: 1651-1658, 2003.
20) Kleindienst N, Greil W: Inter-episodic morbidity and drop-out under carbamazepine and lithium in the maintenance treatment of bipolar disorder. Psychol Med 32: 493-501, 2002.
21) Leibenluft E: Women with bipolar illness: clinical and research issues. Am J Psychiatry 153: 163-173, 1996.
22) Mukherjee S, Sackeim HA, Schnur DB: Electroconvulsive therapy of acute manic episodes: a review of 50 years' experience. Am J Psychiatry 151: 169-176, 1994.
23) Post RM, et al: A re-evaluation of the role of antidepressants in the treatment of bipolar depression: data from the Stanley Foundation Bipolar Network. Bipolar Disord 5, 396-406, 2003.
24) Strakowski SM, McElroy SL, Keck PE Jr, West SA: Suicidality among patients with mixed and manic bipolar disorder. Am J Psychiatry 153: 674-676, 1996.

25) Suppes T, et al: The Texas implementation of medication algorithms: update to the algorithms for treatment of bipolar I disorder. J Clin Psychiatry 66: 870-886, 2005.
26) Suppes T, et al: The Stanley Foundation Bipolar Treatment Outcome Network. Ⅱ. Demographics and illness characteristics of the first 261 patients. J Affect Disord 67: 45-59, 2001.
27) Swann AC, et al: Depression during mania. Treatment response to lithium or divalproex. Arch Gen Psychiatry 54: 37-42, 1997.
28) Tohen M, et al: Efficacy of olanzapine in acute bipolar mania: a double-blind, placebo- controlled study. The Olanzapine HGGW Study Group. Arch Gen Psychiatry 57: 841-849, 2000.
29) Vieta E, et al: A randomized trial comparing paroxetine and venlafaxine in the treatment of bipolar depressed patients taking mood stabilizers. J Clin Psychiatry 63: 508-512, 2002.
30) Weisler RH, et al: Extended-release carbamazepine capsules as monotherapy for acute mania in bipolar disorder: a multicenter, randomized, double-blind, placebo-controlled trial. J Clin Psychiatry 66: 323-330, 2005.
31) Wyatt RJ, Henter I: An economic evaluation of manic-depressive illness-1991. Soc Psychiatry Psychiatr Epidemiol 30: 213-219, 1995.

■第5章

不安障害の薬物治療

秋元 武之，稲田 俊也

1 不安障害とは

　不安は誰もが日常的に経験する状態で，ある刺激が危険であることを知らせたり，それに対する行動を喚起するなど適応的な意味を持つ。しかし，刺激に対して不安の強度が不適切であったり，慢性化した不安は病的な不安と考えられ，時として生活を障害する。病的な不安が問題となる疾患群が不安障害であり，Diagnostic and Statistical Manual of Mental disorders, 4th edition（DSM-IV）ではパニック障害，特定の恐怖症，社会恐怖，強迫性障害（OCD），外傷後ストレス障害（PTSD），急性ストレス障害，全般性不安障害に分類され，International Classification of Diseases, 10th Revision（ICD-10）では「神経症性障害，ストレス関連障害および身体表現性障害」の中に位置づけられている。

2 不安障害の治療に用いられる薬物

　表5.1に不安障害の各種ガイドラインにおける薬物治療（第一選択）を示した。不安障害のいずれも選択的セロトニン再取り込み阻害薬（SSRI）の使用が推奨されており，このほかセロトニン・ノルアドレナリン再取り込み阻害薬（SNRI）や三環系抗うつ薬（TCA）などの抗うつ薬が第一選

表5.1 各種ガイドラインにおける不安障害の薬物治療

	ガイドライン	薬物治療
パニック障害	American Psychiatric Association（1998）[9]	SSRI
全般性不安障害	International Consensus Group on Depression and Anxiety[17]	SSRI, SNRI, TCA
社会不安障害	International Consensus Group on Depression and Anxiety[15]	SSRI
強迫性障害	Expert Consensus Panel for Obsessive-Compulsive disorder（1997）[13]	SSRI, clomipramine
外傷後ストレス障害	International Consensus Group on Depression and Anxiety[12]	SSRI
	American Psychiatric association（2004）[18]	SSRI

文献3)をもとに作成

択薬としてあげられている。これらのSSRI，SNRI，TCAなどの抗うつ薬は，常用量依存や離脱症状がしばしば問題となるベンゾジアゼピン（BZD）系抗不安薬の持つデメリットがほとんどない。さらにSSRIはTCAでしばしばみられる便秘や口渇などの抗コリン系副作用や心毒性，起立性低血圧などが軽微であり副作用が少ないことから，様々な不安を訴える患者に対しても使いやすく，第一選択薬となっている。ただ効果発現までに通常2～4週かかることから，不安の訴えが強い患者に対しては，BZD系抗不安薬の使用はすぐに実感できるメリットがあるものの，多くのガイドラインで一時的な使用に限るべきとされ，漫然とした使用は推奨されない。

1) 選択的セロトニン再取り込み阻害薬

現在，わが国で使用可能な選択的セロトニン再取り込み阻害薬（SSRI）はパロキセチン，フルボキサミン，セルトラリンの3剤である。

a 薬理作用

セロトニントランスポーターに作用し，セロトニン再取り込みを阻害する。慢性投与でセロトニン神経細胞体上の自己受容体の脱感作を起こし，

細胞間隙のセロトニン濃度を増加させる。このため効果発現には数週間を要する。セロトニン以外の神経伝達物質に対する親和性が極めて弱いのが名称の由来であるが，パロキセチンはムスカリン性抗コリン作用と，特に高用量ではアドレナリン再取り込み阻害作用も有する。臨床的に抗うつ作用，抗不安作用を有し，うつ病のほか，わが国ではパニック障害，OCD，社会不安障害に対する適応があり，また過食症，月経前不快気分障害，全般性不安障害，PTSDにも治療効果が報告されており，アドレナリン阻害作用や抗コリン作用による副作用が強くて敬遠されがちなTCAに代わって，SSRIが頻用される傾向にある。

b SSRI共通の副作用

服用初期に多くみられる副作用に嘔気や悪心などの消化器症状（フルボキサミン11.3％，パロキセチン14.3％）がある。これらの多くは1週間以内に出現し，服薬継続中に消失することが多いが，メトクロプラミド，モサプリド，ドンペリドンなどの制吐剤の併用が必要なこともある。また服用初期に一時的に不安・焦燥感の増大がみられたり，長期投与後の急激な中断でめまい，頭痛，悪心，傾眠，易刺激性，抑うつ気分など離脱症状のみられることがある。これはセロトニン受容体のdown regulationによるものと考えられている。SSRIのみでみられるものではなく，TCAでも生じることがあるが，離脱症状の多くは軽症であり，中止後自然に改善するが，半減期が短いパロキセチンではやや起こりやすいので，中止する際には，急激に中断するのではなく徐々に減量することが望ましい。中止後症状の重症例では時間をかけて最少用量まで減量した後，隔日投与や最少量の半錠投与をするなどの工夫が必要なこともある。

オルガズム障害や勃起障害などの性機能障害は，診察上話題にされることは少ないが，その出現率は16.3％程度と報告されており，SSRIの中では特にパロキセチンでその出現頻度が高いと報告されている。患者のQOLを考える上で重要であり，その危険性についてはあらかじめ患者に知らせておくべきである。性機能障害は原因薬剤の中止で改善するが，中止が困難なケースも多く，ほかのSSRIやTCAに主剤を変更することが必要な場

合もある。

　SSRI単独の治療での報告は少ないが，リチウム，トラゾドン，モノアミン酸化酵素阻害薬（MAOI）などとの併用で，セロトニン症候群が生じる可能性がある。原因薬剤の中止や，対症療法が必要となる。特にMAOI（セレギニン）との併用は禁忌となっている。

　c SSRIの相互作用

　SSRIの代謝には肝臓のチトクロームP450（CYP）が関与している。パロキセチンは主にCYP2D6で代謝され，CYP2D6の阻害作用を持つ。CYP2D6は多くの抗精神病薬やTCA，β遮断薬の代謝に関与しており，パロキセチンとの併用で血中濃度が上昇する。フルボキサミンはCYP1A2，CYP2C19，CYP3A3/4を強力に阻害する。ワルファリン，プロプラノロールなどの身体疾患に対する薬剤，フェニトイン，カルバマゼピンなどの抗てんかん薬，抗不安薬や抗精神病薬，TCAなどとの併用で血中濃度が上がるため，注意が必要である。セレギニンやチザニジンが併用禁忌となっている。

　d SSRIの一般的な使い方

　服用後，効果が発現するまでに通常2～4週間かかることや，服用初期に嘔気や悪心などの消化器症状が出現しやすいことから，服用中断に至らないよう，これらの点をあらかじめ患者に説明することは，アドヒアランスの向上につながる。また急激な中止は離脱症状を引き起こしやすいことも注意すべきである。

　フルボキサミンは，うつ病およびうつ状態，OCD，社会不安障害に適応があり，その他，パニック障害，全般性不安障害，PTSDなどの不安障害に対する有効性も報告されている。わが国における1日用量は150mgまでで適宜増減となっているが，OCDではより高用量の使用で症状の改善をみることがある。50mg/日を初期用量として，徐々に増量していくほうが，高用量で始めるより服用初期の消化器症状を防ぐことができる。

　パロキセチンはうつ病，パニック障害，OCDに適応があり，海外では

ほかの不安障害にも広く用いられている。原則としてパニック障害では30mg/日，うつ病では40mg/日，OCDでは50mg/日をそれぞれ超えない範囲での使用となっている。初期用量は少ないほうが消化器症状を抑えられるので，10～20mgを1日1回夕食後の投与から開始し，徐々に増量していくことが推奨されている。

2006年に発売されたセルトラリンはうつ病，パニック障害に適応があり，1日1回投与で，25mg/日を初期用量とし，100mg/日を超えない範囲で適宜増減して使用する。

2) ベンゾジアゼピン系抗不安薬

ベンゾジアゼピン（BZD）系抗不安薬は，γアミノ酪酸（GABA）受容体上のBZD結合部位に作用し，抑制系の神経伝達物質であるGABAの作用を増強することで，数々の作用を示す。BZD系抗不安薬が使用される前はバルビツール系抗不安薬が使用されていたが，安全域が狭く，過量服薬が致命的になる，あるいは耐性が形成されやすく，離脱症状が出現しやすい，などの欠点を持つため，現在ではほとんど使用されることはなくなっている。BZD系抗不安薬は，不安軽減作用の多数のエビデンスが報告されていることに加え，効果発現の早さなどからわが国では頻用されているが，1980年代から常用量依存の問題が，また1990年代からは記憶障害や骨折の問題などが指摘され，米国では使用が厳格に規制されている州もあり，わが国に比べて処方件数は著しく少ない。

a 薬理作用

中枢神経系における主要な抑制精神系伝達物質であるGABAの効果を増強する。GABA受容体はイオンチャネル型のGABA$_A$受容体とGタンパク共役型のGABA$_B$受容体に分けられるが，BZD系抗不安薬が作用するのは，GABA$_A$受容体である。GABA$_A$受容体は五つのサブユニットから構成される5量体であり，Cl$^-$イオンチャネルとなっており，GABAがGABA$_A$受容体に結合すると，受容体の立体配座が変化し，Cl$^-$の膜透過性亢進による抑制性シナプス後電位が生じ，抑制作用を発揮する。GABA$_A$受容体には

BZDやバルビツレート，アルコールなどが結合する部位があり，それらの物質によりアロステリックに調整されている．BZDが中枢性BZD受容体と呼ばれる部位に結合した状態でGABAがGABA$_A$受容体に結合すると，チャネルを通過するCl$^-$イオンの透過性が増し，GABAの作用を増強する．GABA$_A$受容体は中枢神経において広範に分布しており，BZDは抗不安作用のほか，鎮静・催眠作用，抗けいれん作用，筋弛緩作用，健忘，運動失調など多彩な薬理作用を示す．

b ベンゾジアゼピン系抗不安薬の副作用

眠気や疲労感といった鎮静作用が多くみられる．BZD系薬物の多くが活性代謝物を持ち，特に高齢者や肝機能障害を持つ患者では，蓄積により過鎮静となり，健忘などの認知機能障害を生じることがある．特に短時間作用型の薬剤で現れやすく，アルコールとの併用で出現しやすくなる．その筋弛緩作用から，特に高齢者では鎮静作用と相まって転倒，骨折の危険が高まる．また慢性呼吸器疾患を有する患者では臨床用量でも呼吸抑制を生じる危険性があり，注意を要する．症状が緩解しているにもかかわらず，BZD系抗不安薬を長期投与されている常用量依存の患者では，それらの中止を試みても反跳現象（投与中止後，不安が強くなること）や不眠，不安，焦燥や，時に錯乱，幻覚，全身けいれんなどの退薬症状で中止できないことがある．退薬症状は作用時間が短いほど，また長期に服用するほど出現しやすい．常用量依存と考えられる場合は，漸減中止をしたり，長時間作用型のBZDに置換後に漸減する，あるいはセロトニン作動性抗不安薬などへの置換などを行う．重症筋無力症や閉隅角緑内障へのBZDの投与は禁忌である．

以上のような副作用から，不安障害に対するBZDの使用に関しては，抗うつ薬の効果発現までの治療初期の2～4週間など短期間に限定すべきとするガイドラインが多く，漫然と長期に使用することは極力避けるべきである．

3）三環系抗うつ薬

イミプラミンやクロミプラミンなどのTCAが不安障害に対し効果があることは従来からよく知られているが，その一方で，TCAは抗コリン作用やα受容体遮断作用などによる副作用も多い。このため不安障害の治療では，SSRIに反応しなかった場合での使用が勧められている。

a 薬理作用

ノルアドレナリン再取り込み阻害効果とセロトニン再取り込み阻害効果により抗うつ作用を示すと考えられている。抗不安作用はセロトニンへの作用が重要とされるが，脳内でノルアドレナリン系とセロトニン系は互いに影響しあうことが知られている。効果の発現にはSSRI同様，数週間かかる。

b 三環系抗うつ薬の副作用

ムスカリン性アセチルコリン受容体を中枢，末梢で遮断するため，口渇，便秘，排尿障害，散瞳が生じる。認知機能障害は高齢者で生じやすく，時にせん妄となることもある。眠気，鎮静作用も生じ，アセチルコリン系への効果のほか，ヒスタミン系への効果も影響している。α_1受容体の遮断効果から，起立性低血圧が生じる。また，キニジン様作用，抗コリン作用，α_1受容体遮断効果などから心毒性があり，頻脈，QT延長などの心電図異常を認めることがある。大量服薬では致命的となることがある。

4）セロトニン・ノルアドレナリン再取り込み阻害薬

セロトニン受容体とノルアドレナリン受容体に作用し，シナプス間隙でのセロトニン，ノルアドレナリンの濃度を高めることで抗うつ効果を示す。抗コリン作用やα_1受容体への作用を持たない。わが国で使用可能なミルナシプランの適応はうつ病，うつ状態であり，不安障害への適応はないが，全般性不安障害やOCDへの有効性が報告されている。ミルナシプランの副作用は，SSRIと同様に服用初期に消化器症状が多くみられるほか，排尿障害の出現率がやや高く，前立腺疾患などで尿閉の患者には禁忌である。

またMAOIとの併用は禁忌となっている。薬物代謝はCYPを介さないため，薬物相互作用が少ない。50mg/日から開始し，100mg/日まで増量する。

5) タンドスピロン

タンドスピロンはセロトニン（5-HT$_{1A}$）受容体アゴニスト作用を持つアザピロン誘導体に属する抗不安薬であり，BZD系抗不安薬で生じることがある筋弛緩作用，鎮静作用，依存形成，中止後の離脱症状などを認めず，禁忌もないことが利点である。抗不安作用の発現には2週間以上を要するが，抗不安作用と抗うつ効果を持ち，添付文書上の適応は心身症，神経症における抑うつ，不安となっている。1日30～60mgを3回に分けて投与する。全般性不安障害，OCDなどで有用性が報告されている。

3 パニック障害

パニック障害は繰り返すパニック発作を基本症状とし，予期不安や広場恐怖などの随伴症状を認める。うつ病を併存したり，後にうつ病を発症することもある。生物学的な研究では，青斑核ノルアドレナリン系の過活動，縫線核セロトニン系の機能不全，扁桃体－恐怖神経回路の異常などが指摘されている。複数のパニック障害の薬物治療ガイドラインにおいて，SSRIが第一選択薬とされている。TCAも同程度の治療効果が示されているものの，副作用の点でSSRIに軍配が上がる[7]。パニック障害に対するSSRI，TCAの効果は，うつ病に対する治療用量よりも少量で治療効果がみられる。このため，SSRI，TCAは少量から開始し，漸増する。これらの治療により，主としてパニック発作出現頻度の減少と予期不安に対する効果が期待できる。SSRI使用時には薬物治療開始前に，あらかじめ患者に効果の発現時期やよくみられる副作用，中止後症状について十分説明しておく必要がある。治療抵抗性のケースや依存や耐性のない場合にはBZD系抗不安薬が使用されることもある。パニック発作出現時にはアルプラゾラムやクロナゼパム，ロラゼパム，ロフラゼプ酸エチルなどの頓服使用で通常は速やかな症状の改善が認められる。SSRIやTCAにより十分な効果がみ

られたら，その量を6カ月～1年間維持し，症状の再燃がなければ，さらに6カ月～1年間かけて漸減中止を試み，また症状の再燃を認めたら，以前の量まで戻すことが推奨されている．

4 強迫性障害

OCDは，打ち消そうとしても反復して思いつく不適切な考えである強迫観念（例えば手が汚れている）と，強迫観念が引き起こす不安や不快を回避しようとして繰り返し行われる強迫行為を特徴とする疾患である．通常患者は強迫観念や強迫行為が不合理であることを自覚しているが，その観念から目をそらすことや強迫行為をやめることはできない．生物学的な研究で，OCDの症状形成にセロトニンの関与が明らかになっており，また機能的脳画像研究によって前頭葉，大脳基底核の異常が示唆されている．OCDの薬物療法としては，セロトニン再取り込み阻害作用を持つSSRIやクロミプラミンが最も有効である．Expert Consensus Guideline SeriesのTreatment of Obsessive-Compulsive Disorder（1997）[12]では，治療の第一選択として比較的重度の患者には認知行動療法とSSRIの併用がすすめられている．薬物の用量としては，うつ病に対して使用する量よりも多く，フルボキサミンは100～300 mg/日（平均200 mg/日），パロキセチンは20～60 mg/日（平均50 mg/日）とされる．平均用量程度まで5～9週間かけて漸増し，2～4週間観察しても反応がない場合，最大用量まで漸増する．最大用量で4～6週間投与しても効果がない場合は，ほかのSSRIに変更する．ほかのSSRIに変更しても反応が得られない場合，クロミプラミンへの変更やSSRIとの併用がすすめられる．また高力価のBZDやハロペリドール，リスペリドン，オランザピンなどの抗精神病薬とSSRIの併用で改善を認める場合がある．

5 社会不安障害

社会不安障害は社会恐怖ともよばれ，近年の大規模な疫学調査で概ね

数％の高い生涯有病率のあることが明らかになった。典型的には思春期に発症し，他人の注視を浴びる可能性がある社会的な状況に対し，強く持続的な恐怖を抱き，自分が恥をかくことや手指の振戦，顔面の紅潮などの不安に伴う症状を呈することを恐れる。このため，他人との関係がうまくとれず，社会的引きこもりの状態となることがある。社会不安障害の診断基準によると，ほとんどの社会的状況で不安が強くなる全般型と，それ以外の非全般型に分けられるが，薬物治療に関するエビデンスは全般型で検討されていることが多い。社会不安障害に対する薬物治療としては，多くのガイドラインでSSRIが第一選択薬として推奨され，第二選択薬としてはMAOIのphenelzineやBZD系抗不安薬があげられている[7]。わが国で最初に社会不安障害に対する治療適応が認められたのはフルボキサミンである。パロキセチンは20mg/日から開始し，十分な効果が得られるまで増量する。米国で使用可能なSNRIであるvenlafaxineの有用性は報告されているが，わが国で使用可能なミルナシプランでは社会不安障害に対する臨床試験が行われていない。

6　全般性不安障害

　様々な事柄に対する過剰な不安と心配を症状とする全般性不安障害は，うつ病や気分変調症，パニック障害と併存することも多く，生涯有病率は以前考えられていたよりも高いことが明らかになってきている。DSM-Ⅲにおいて不安神経症が，急性の不安発作を呈するパニック障害と漠然とした不安を主症状とする全般性不安障害に分割された。経過は様々であるが，20～30歳代に好発し，女性に多いとされる。不安は動揺しながら慢性に経過することが多い。全般性不安障害の薬物療法はSSRI，SNRI，TCA，BZD系抗不安薬，セロトニン作動性抗不安薬が有効とされている。International Consensus Group on Depression and Anxiety (2001) による全般性不安障害の治療ガイドライン[6]では，有用性，長期使用の安全性などからSSRI，SNRI，TCAで鎮静作用が低いものが第一選択薬として推奨されている。米国ではSNRIのvenlafaxineが全般性不安障害に対して適

応がある。わが国で使用可能なSNRIのミルナシプランはオープン試験や症例報告で有効例の報告のみで，全般性不安障害に対する臨床試験は行われていない。セロトニン作動性抗不安薬buspironeは効果があるという報告が多くみられるものの[7]，全般性不安障害で併存することが多いうつ状態には効果が乏しい。わが国では，同様の作用機序を持つ薬剤としてタンドスピロンがある。BZD系抗不安薬は，急性の不安増大時や身体症状出現時などに早期の効果が期待できるが，全般性不安障害の治療は長期にわたりやすく，退薬症状出現の可能性などを考慮すると，SSRIの投与開始から効果発現までの一時的な併用など，限定的な使用にとどめるべきであるとされている。

7　外傷後ストレス障害

　PTSDは，突然の衝撃的出来事を契機に，再体験，回避・麻痺症状，覚醒症状を呈する疾患である。例外的に著しく脅威的な，あるいは破局的な性質を持った出来事[2]あるいは，実際に死ぬまたは重傷を負うような出来事[1]を体験したり目撃したりする外傷体験を契機として発症する。その体験は強い恐怖感や無力感を伴うものとされ，出来事の大きさだけでなく，個人の出来事に対する認知も重要視されている。戦争体験，災害，暴力，性的暴行などが代表的な外傷体験とされる。ある体験がPTSDを引き起こすかどうかは，個人差も大きい。性格傾向や精神障害の家族歴など様々な要因が発症に影響することなどが示されている。PTSDはうつ状態，不安障害，アルコール乱用を併発することが知られている。生物学的研究では，ノルアドレナリン機能・セロトニン機能の障害や，視床下部・下垂体・副腎皮質系の障害が報告されている。治療では精神療法が不可欠で，特に心理教育は患者の安心感をもたらし，それ自体が治療的な意味がある。PTSDの薬物療法はInternational Consensus Group on Depression and Anxiety[5]やAmerican Psychiatric Association (2004) の治療ガイドライン[3]ではSSRIが第一選択薬とされており，併発するうつ状態や不安症状にも効果があるとされる。安全性と認容性の面でSSRIに劣るTCAやMAOIの

phenelzine が第二選択薬としてあげられている。対症療法として，衝動性や攻撃性に対しては抗けいれん薬や抗精神病薬が使用されることがある。BZD系抗不安薬の有効性については抗不安作用にとどまっており，PTSD特有の諸症状に対してはそれほど改善は認められていない[3]。

■参考文献

1) American Psychiatric Association: Practice Guideline for the Treatment of Patients with Panic Disorder, 1st ed. American Psychiatric Association, Washington DC, 1998.

2) American Psychiatric Association: Diagnostic and Statistical Manual of Mental Disorders, 4th ed. APA, Washington DC, 1994.（高橋三郎，大野裕，染矢俊幸訳：DSM-Ⅳ 精神疾患の分類と診断の手引き．医学書院，東京，2000.）

3) American Psychiatric Association: Treating Patients with Acute Stress Disorder and Post Traumatic Stress Disorder. American Psychiatric Association, 2004.

4) Ballenger JC, Davidson JR, Lecrubier Y, et al: Consensus statement on social anxiety disorder from the International Consensusu Group on Depression and Anxiety. J Clin Psychiatry 59 (Suppl 17): 54-60, 1998.

5) Ballenger JC, Davidson JR, Lecrubier Y, et al: Consensus statement on posttraumatic stress disorder from the International Consensus Group on Depression and Anxiety. J Clin Psychiatry 61 (Suppl 5): 60-66, 2000.

6) Ballenger JC, Davidson JR, Lecrubier Y, et al: Consensus statement on generalized anxiety disorder from the International Consensusu Group on Depression and Anxiety. J Clin Psychiatry 62 (Suppl 11): 53-58, 2001.

7) Bandelow B, Zohar J, Hollander E, et al: World Federation of Societies of Biological Psychiatry Task Force on Treatment Guidelines for Anxiety, Obsessive-Compulsive and Posttraumatic Stress Disorders. World Federation of Societies of Biological Psychiatry (WFSBP) guidelines for the pharmacological treatment of anxiety, obsessive-compulsive and posttraumatic stress disorders. World Journal of Biological Psychiatry 3(4): 171-199, 2002.

8) 田亮介，工藤耕太郎，神庭重信：PTSDの治療学．PTSDの薬物治療：PTSDとその周辺をめぐって．臨床精神医学 2002年増刊．

9) 早川達郎，中島常夫，亀井雄一：Benzodiazepine系抗不安薬の臨床応用と問題点．臨床精神薬理 6: 705-711, 2003.

10) 池谷俊哉, 切池信夫：パニック障害への適応. 臨床精神医学 34: 1389-1395, 2005.
11) 喜多敦子, 小早川仁志：Benzodiazepine系抗不安薬の作用機序. 臨床精神薬理 6: 697-704, 2003.
12) March JS, Frances A, Carpenter D, et al: The Expert Consensus Guideline-Obsessive Compulsive Disorder. J Clin Psychiatry 58 (Suppl 4), 1997.（大野裕訳：エキスパートコンセンサス強迫性障害（OCD）の治療. ライフ・サイエンス, 東京, 1999.）
13) 日本トラウマティック・ストレス学会（JSTSS）PTSD治療に関する検討委員会（飛鳥井望委員長）：PTSDの治療薬処方の手引き. PTSD治療に関する検討委員会報告（第4回JSTSS学会発表を踏まえて）.
http://www.jsdss.org/topic/treaement_24.html
14) 尾鷲登志美, 上島国利：SSRI/SNRIの薬理と歴史. 臨床精神医学 34: 1367-1380, 2005.
15) 坂下和寛, 坂元薫, 石郷岡純：社会不安障害・全般性不安障害への適応. 臨床精神医学 34: 1397-1403, 2005.
16) 多賀千明：強迫性障害. 精神科治療学20増刊号: 166-169, 2005.
17) 田中和秀, 髙橋淳, 森信繁他：抗うつ薬の抗不安作用の本体と臨床. 臨床精神薬理 6: 731-739, 2003.
18) 融道男：向精神薬マニュアル 第2版. 医学書院, 東京, 2001.
19) World Health Organization: The ICD-10 Classification of Mental and Behavioural Disorders. WHO, Genova, 1992.（融道男, 中根允文, 小見山実訳：ICD-10 精神および行動の障害 臨床記述とガイドライン. 医学書院, 東京, 1993.）

■第6章

睡眠障害の薬物療法

―――――――――――――――――――――――――― 粥川 裕平, 北島 剛司, 岡田 保

1 はじめに

　睡眠障害は90近く存在するが, 図6.1に示す四つの現象的な診断分類を行うことが診療の大前提となる。なかでも不眠は, 精神科臨床ではもちろん, 一般臨床でも最も頻度の高い訴えの一つである。睡眠には個人差, 年齢差, 性差, そして季節変動がある。今日の睡眠医学では, 不眠のタイプにとどまらず, 健康なときの睡眠パターンと睡眠病歴, 睡眠環境, 前駆する心理的ストレスやライフイベント, 昼間覚醒時のパフォーマンス, 合併する身体疾患と常用薬物, 飲酒習慣, 肥満度, 睡眠姿勢, 不安関連症状, 抑うつ関連症状など多項目に及ぶ問診が, 不眠症の適切な診断や治療の前提となっている。

　一方, 不眠に比べて頻度は少ないが, 過眠の訴えも睡眠障害の臨床上重要である。過眠は不眠のように, 入眠困難, 睡眠の維持の困難（中途覚醒, 再入眠困難, 早朝覚醒）, 熟眠障害などの簡単な問診に進みにくく, 治療の行く手を阻むことが多い。過眠治療のポイントは, その訴えの背景を押さえることである。過眠の原因には, ①単純に夜間の睡眠不足によるもの, ②むずむず脚症候群, 周期性四肢運動障害など睡眠の分断化により睡眠過程が妨害されることに起因するもの, ③睡眠時無呼吸症候群のように頻回の無呼吸に対する覚醒反応による睡眠の断片化と無呼吸に伴う低酸素血症

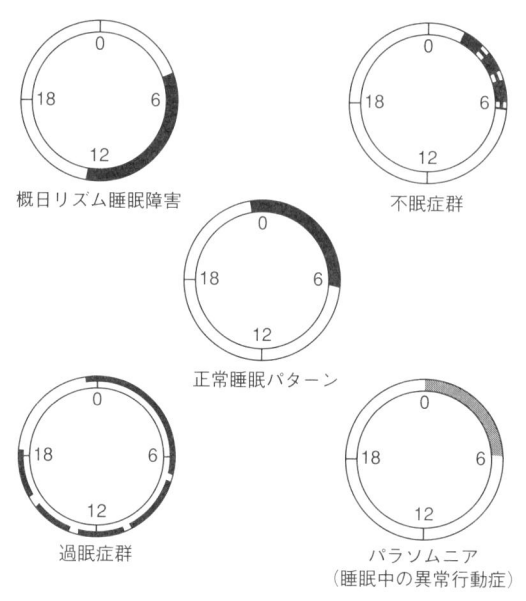

図6.1 睡眠覚醒障害パターン

に起因するもの，④ナルコレプシーのように昼間の覚醒を維持する機構の障害によるもの，と四つに分けられる。

2 不眠症

　不眠症の治療目的は，質的にも量的にも十分な睡眠を確保して，翌日の日中の健全な精神的・身体的活動を回復することにある。しかし1カ月以上不眠で悩んでいる患者は，夜を迎える恐怖を抱き，これだけ眠れないなら死んだほうがましと自殺をほのめかすことさえある。不眠症という病気で睡眠薬が有効と説明されても，飲んだりやめたりを繰り返している間に睡眠薬依存性不眠症に陥ってしまう患者もいる。眠れない辛さを十分受容することが不眠症治療の出発点である。不眠症治療において最も重要な点は，毎晩眠れないで悩んでいること自体がストレスなので，「眠れなくてつらいですね」と共感的態度を示すこと，その上で不眠の発生機序を患者に十分理解させることが肝心である。

概日リズムの要因，精神神経疾患の有無，薬剤（アルコールを含む）要因，心理社会的要因などをもれなく聴取する不眠症診断の問診が治療の基本となる。精神科臨床では常識的なことだが，眠れないと強く不眠だけを訴える人の中に，うつ病，双極性障害，統合失調症，境界性人格障害，薬物依存症などの精神疾患が存在することも治療上留意しなくてはいけない。

　不眠の持続期間は，治療適応を決める上で重要な指標である。眠れなくなる前は，何時に眠って，何時に起きる生活習慣であったか，という問いは不可欠である。伝統的な入眠困難，中途覚醒，再入眠困難，早朝覚醒，熟眠感の欠如などは，不眠症診断の基本である。一旦寝ついてしまえばぐっすり眠れるが，朝学校や職場に間に合わないということはないかと，睡眠位相（概日リズム）のずれにも注目したい。早朝覚醒の場合はうつ病の可能性も高くなるので，起床時の気分（おっくう感），食欲や昼間の活動意欲，楽しみについて，さらに問診を進めたい。逆に朝早く目覚めるといっても，眠る時刻が午後8時などと早くなっていることはないかと，睡眠位相前進の可能性についても念を押す必要がある。不眠とともに昼間に眠気を訴える場合には，むずむず脚症候群，周期性四肢運動障害，閉塞性睡眠時無呼吸症候群などを考慮しなくてはいけない。そして未治療の事例でなければ，これまでどんな睡眠薬の処方を受けてきたか，どのような睡眠薬が有効であったか，逆に睡眠薬を利用することについて過度な不安を抱いていないかについて，子細な問診が不可欠となる。さらに，仕事の時間帯はいつも同じか，夜勤とか24時間勤務とかの不規則勤務や交代勤務はしていないかについて問うことは，シフトワーカーが全人口の20％近くにも増えている現状を踏まえてのことである。

1）不眠症治療の際の睡眠衛生教育

　不眠症治療で重要なのは十分な睡眠衛生教育と適切な薬物療法である。睡眠障害の原因の一つに生体リズムの乱れがあげられる。生体リズムの強化には，多くの同調因子に接する必要があり，その中で社会的な同調因子と光が重要である。社会的同調因子を強化するためには，規則的な生活習

慣を守る必要がある。したがって，一定の時刻に就床，起床を行い，規則正しい睡眠時間を守ることは重要である。特に，起床時刻の16時間後に次の睡眠が訪れる概日リズムを十二分に説明することである。他人との接触は，社会的同調因子としては重要であり，積極的に外に出て人と話し，社会活動に参加することは生体リズムを強固にする。光は，概日リズムの同調因子として最も強力なものの一つである。したがって，日中，特に午前中に太陽光を浴びることで寝付きは良くなり睡眠も深くなる。次に食事に関して，入眠時に消化器系の活動が高いと睡眠に悪影響を及ぼすだけでなく肥満の原因ともなるため，遅い時刻の夕食は控えるべきである。また，夕方遅い時刻の運動は生体リズムを強固にするばかりでなく，一過性に体温を上昇させその後体温が下がるので，脳の休息に重要な深睡眠を増やす。嗜好品であるアルコール，カフェイン，ニコチンなどの眠りを妨げるものに注意する必要がある。カフェインは，就寝4時間前は摂取しないようにする。入眠前に心身をリラックスさせることは，入眠にとって重要である。温かめの入浴，適度な運動は心身をリラックスさせる。そのほか，心地よい香り，音楽なども心身のリラックスに有効であり，入眠を促進する。

2) 睡眠薬の使い方

睡眠薬療法の基本は，①上記の睡眠衛生指導を前提として，翌日の快適な活動を保証する目的で使用すべきであること，②必要最小限の用量で，持ち越し効果，健忘，転倒骨折などの副作用のない薬剤選択がなされること（特に高齢者では通常の成人の1/3程度の用量で），③不眠症は慢性疾患ないし慢性持続性障害なので，長期間の睡眠薬持続使用が脳障害や認知症など巷で心配されている事態を引き起こしている事実がないことを明言し，根拠のない不安を除去すること，の3点に集約される。睡眠薬の使用方法を中心に，睡眠障害のタイプ別に対処法について述べてみたい。

a 睡眠薬の作用，副作用，使用における注意

ベンゾジアゼピン（BZD）系の睡眠薬の作用には，ほかの抗不安薬同様に様々なものがある。睡眠薬として望まれる作用は催眠・鎮静作用である

が，その他抗けいれん作用，筋弛緩作用，抗不安作用があり，さらに副作用に属するものとして呼吸抑制作用，健忘惹起作用，奇異反応，持ち越し効果，依存性，反跳性不眠などがある。

　睡眠薬が睡眠に対して及ぼす作用は，睡眠潜時短縮作用，睡眠効率の上昇，睡眠段階2の増加，レム睡眠の抑制などである。誤解されがちであるが，ほとんどの睡眠薬は深睡眠（徐波睡眠；睡眠段階3と4）を減少させる作用がある。このため，睡眠薬を多量に使用するとかえって睡眠の質を低下させる場合がある。ただし，ゾピクロンとゾルピデムは例外で，徐波睡眠を増加させる作用がある。睡眠薬の使用にて抑制されたレム睡眠が睡眠薬の減量・中断によって増加する現象がみられ，患者には夢体験の増加あるいは悪夢としてしばしば体験され，レム反跳といわれる。これもゾピクロンとゾルピデムでは比較的少ないとされる。

　これらの睡眠薬はいずれもBZD受容体に作用して効果を発揮する。BZD受容体にはサブタイプとしてω_1受容体とω_2受容体があり，前者は鎮静・催眠作用と若干の抗けいれん作用，後者は抗けいれん作用・健忘惹起作用・筋弛緩作用・抗不安作用を担うとされる。ほとんどの睡眠薬は両方の受容体に対して作用するが，ゾルピデム，クアゼパムはω_1受容体選択性が高く，催眠以外の作用が少ないとされる（ただし，クアゼパムの代謝産物には選択性が低いものも含まれる）。

　先に述べた副作用の中で，特に問題となるのが持ち越し効果，健忘作用，筋弛緩作用，依存性，反跳性不眠である。持ち越し効果は翌日に鎮静作用が残るものであり，次項に述べる作用時間の長いものほど生じやすいが，実際睡眠薬の効き方には相当の個人差があり，超短時間型でも持ち越しが生じる場合がまれならずある。健忘作用は内服後から入眠までの記憶に関して生じることが多いが，夜間覚醒時あるいは強い持ち越し効果においては翌日日中にも生じることがある。アルコールとの同時摂取で特に生じやすいため避ける必要がある。筋弛緩作用は肩こりや筋収縮性頭痛の併発の際は好ましい作用をもたらすものの，副作用としてふらつき・転倒の危険が生じやすくなるため，高齢者への投与の際には特に注意が必要である。また睡眠時無呼吸症候群が併発していれば悪化をもたらす。依存性は，以

前のバルビツレート系睡眠薬に比べればBZD系薬物のほうが圧倒的に小さいものの，若干ながら存在する．反跳性不眠，レム反跳も身体依存の形成を意味する．他方，こうした離脱症状を経験しなくとも"薬を飲んでいないと不安，飲んでいれば安心"という状態は精神依存であり，実際通常の使用量の範囲で延々と睡眠薬の使用を続ける「常用量依存」の患者が多数存在するのが現状である．

比較的まれなケースであるが，奇異反応として興奮・気分の落ち着かなさなどが生じる場合もある．一般的な使用ではまずないが，重篤な呼吸器疾患や過量内服の際に呼吸抑制作用（これは中枢性も上気道閉塞性もありうる）が生じる場合があるため注意が必要である．このほか，睡眠薬は比較的弱いながら抗コリン作用を持つことから，急性狭隅角緑内障で，また筋弛緩作用から重症筋無力症で，それぞれ禁忌とされている．肝代謝酵素であるCYP3A4の競合的阻害の問題から，抗真菌薬の一部とトリアゾラムが，またHIVプロテアーゼ阻害薬とトリアゾラム，エスタゾラムが併用禁

表6.1 睡眠薬一覧

分類	薬品名	商品名	1錠あたりの用量（mg）	最大使用量（mg）
超短時間型	ゾルピデム	マイスリー	5，10	10
	トリアゾラム	ハルシオン	0.125，0.25	0.5
	ゾピクロン	アモバン	7.5，10	10
短時間型	ブロチゾラム	レンドルミン	0.25	0.25
	リルマザホン	リスミー	1，2	2
	エチゾラム	デパス	0.5，1	3
	ロルメタゼパム	エバミール，ロラメット	1	2
	ロフラゼプ酸エチル	メイラックス	1，2	2
中間型	ニトラゼパム	ベンザリン，ネルボン	2，5，10，細粒	10
	フルニトラゼパム	ロヒプノール，サイレース	1，2	2
	エスタゾラム	ユーロジン	1，2	4
	ニメタゼパム	エリミン	3，5	5
長時間型	フルラゼパム	ダルメート，ベノジール	10，15	30
	ハロキサゾラム	ソメリン	5，10	10
	クアゼパム	ドラール	15，20	30

忌とされている。なお，グレープフルーツジュースもCYP3A4の競合から睡眠薬の血中濃度が上昇することがあり，「併用禁忌」となっている。

b 睡眠薬の作用時間による分類，特徴

睡眠薬は一般的に，作用時間によって超短時間型・短時間型・中間型・長時間型の4区分に分類される。作用時間を規定しているのは血中濃度半減期であるが，さらに代謝産物が活性を持つ場合にはその動態も加味して決められている。なお，最高血中濃度到達時間は効果の表れる早さを反映することとなる。具体的な睡眠薬の分類を表6.1で参照されたい。超短時間型睡眠導入剤は"効きが早く，かつ早く切れる"薬であるわけであるが，必ずしも"弱い"薬であるわけではない。超短時間型・短時間型の睡眠薬は，睡眠導入に適し，翌日の持ち越し効果はあまりみられない。他方，中間型・長時間型は睡眠導入の他睡眠維持に適する反面，翌日の持ち越し効果がみられる場合がある。長時間型では数日連用することによって若干血

最高血中濃度到達時間（時間）	血中半減期（時間）	特徴
0.7〜0.9	1.78〜2.30	非ベンゾジアゼピン系。ω_1選択性（催眠作用以外の作用が少ない）。徐波睡眠の増加。
1.2	2.91	
1.17	3.66	非ベンゾジアゼピン系。徐波睡眠の増加。依存性が少ない。苦味あり。
1.5	7	
3	10.5	
3.3	6.3	抗不安作用，筋弛緩作用が強い。
1〜2	10	代謝にCPY関与なし。
0.8	122	抗不安作用が強い，心身症に有効。
1.6	27.1	
1〜2	7〜15	
4.9	24	
1.6	12〜21	
1〜8	23.6	
2〜4	42〜123	
3〜4	36.6	ω_1選択性，ただし代謝産物にも活性あり。食物と同時摂取を避ける。

中濃度の蓄積が生じ，作用が定常状態となるとされる。抗不安薬と同様であるが，作用時間が短いほうが血中からの消失が早い分，中止後の反跳現象・離脱症状が生じやすく，長時間型のほうが中止するのが容易である。持ち越し効果の反面であるが，長時間型では翌日日中の抗不安効果が利用できる場合がある。

c 様々なタイプの睡眠障害における治療方法

先に述べたように，患者が「不眠」を訴えた場合，条件反射的に睡眠薬を投与するという対応では誤りであることが多い。すなわち，「不眠」の内容を検討し，それにあわせた睡眠薬の使用，ないしその他の対応を考慮しなければならない。冒頭で述べたように睡眠障害には実に多くの診断，あるいは影響する要因があるが，ここでは「不眠」としてとらえられて睡眠薬の投与が考慮されることの多い代表的なものをあげ，睡眠薬の使用方法にフォーカスをあてる。

<u>i 一般的な不眠症</u>

特に不眠以外に症状のない場合である。精神的ストレス，睡眠環境の変化などがきっかけになる。睡眠薬の投与は容易であるが，就寝環境など睡眠衛生の問題がないかのチェック・指導を欠かさずに行いたい。また，後で述べるように背景にうつ病がしばしば隠れている可能性を見逃さないことがポイントである。睡眠導入剤の使用は短期間とし，後に述べるような中止の仕方もあわせて指導しておくのが望ましい。

● 入眠障害型

「寝つきが悪い」と主に訴えるものである。いったん寝ついてしまえば朝まで眠れるのであれば，睡眠薬は超短時間型あるいは短時間作用型のものを使用するのが適当である。どの薬剤でもよいが，特に熟眠感を増すねらいの場合には徐波睡眠の増加作用があるゾルピデム，ゾピクロン，また精神的ストレスに伴う不安・緊張，あるいは肩こりなどを伴う場合には筋弛緩作用・抗不安作用の強いエチゾラム，トリアゾラム，ロフラゼプ酸エ

チルなどが効果的である。以下にも述べる中途覚醒・早朝覚醒を同時に伴う場合には血中最高濃度到達時間が短く持続も得られる中間型のフルニトラゼパムなどを使用してもよい。

● 中途覚醒型
「途中で何度も目が覚める」「途中で目覚めてしばらくしないとまた眠れない」などと訴える場合である。一般的には中間型を使用するが，中途覚醒の時間帯が比較的早い場合などは短時間作用型でも対応できる。持ち越し効果の有無をみながらこれらを選択してもよい。

● 早朝覚醒型
「通常より1, 2時間朝早く目覚めてしまって後は眠れない」というものである。うつ病にしばしばみられる不眠のパターンであるため，この訴えを聞いた際は必ず覚醒時の気分の悪さがないかを確かめる必要がある。特にそのような気分の問題がなければ，中間型あるいは長時間作用型の睡眠薬を使用する。注意すべきであるのは持ち越し効果で，これがみられるなら薬物の減量あるいは半減期の短い薬物への変更を行う。血中濃度の蓄積から数日後に現れることがあるのにも注意が必要である。高齢者では生体リズムの前進傾向から早朝覚醒がみられやすくなるため，ある程度は生理的範囲として納得してもらうことも必要である。

● 熟眠障害型
「ぐっすり眠れない」「眠りが浅くて眠った感じがしない」などという訴えの場合である。徐波睡眠の減少，レム睡眠の増加，中途覚醒などが実際に生じている場合と，実際には比較的よく眠れているにもかかわらず熟眠不足を訴え続けるという，睡眠状態誤認も含まれる。
ゾピクロン，ゾルピデムなどの徐波睡眠を増加させる睡眠薬を使用してみるほか，明け方の浅眠に対しては中間型を，また不安が背景にみられる場合には抗不安効果の強いものを使用してみる。睡眠薬の過度な増量は徐波睡眠の減少から逆効果であることも多いので注意する。

なお，これらの薬物療法によっても十分な効果が得られない患者もしばしば存在する。こうした場合，BZD系の薬物のみを多量に用いることはかえって徐波睡眠を減少させて逆効果であったり，著しい依存を形成してあとで離脱が困難になったりするため，好ましくない。薬物療法としては，睡眠薬以外のもの，すなわちトラゾドン，ミアンセリン，アミトリプチリンなどの鎮静作用と徐波睡眠増加作用を持つ抗うつ薬，あるいはオランザピン，クエチアピンなどの鎮静作用の強い抗精神病薬の少量使用も考慮する。

ⅱ 逆説的不眠
　原発性不眠 (primary insomnia) は前述の睡眠薬療法で対処可能だが，不眠症の中で，精神療法的配慮が不可欠な逆説性不眠 (paradoxical insomnia) について以下の点を踏まえておきたい。逆説性不眠とは，かつて睡眠状態誤認と呼ばれたもので，「眠れない」ということに対する過度の不安，とらわれから頑固で執拗な不眠の訴えとなるものである。身体化された緊張と睡眠を妨げる学習された連想があり，眠れないことを強く意識しすぎるため不安が高まり，ますます入眠が困難となるという悪循環が形成される。以前は睡眠心気症などともよばれていたもので，不安障害に近縁の病態と考えられる。しかし近年の研究では，一元論も有力である。アルコール依存，睡眠薬依存に陥りやすく，また眠ろうとしないときや環境が変わったときには意外によく眠れることが多いのも特徴である。夜になるにつれ不安が強まる場合も多いため，夕食後に抗不安薬を投与するのもよい。ただし，患者の訴えにあわせて薬物が増えがちであるため注意する。明らかに不安障害を合併する場合は抗うつ薬であるSSRIの使用も考慮する。薬物療法のほかに，睡眠衛生指導を十分行うこと，また睡眠に対する認知の修正，すなわち睡眠へのとらわれをやわらげる，「完璧な睡眠」を目指さない（「睡眠は追えば逃げるし，逃げれば追われる」「眠れないことがあっても命には関わらない」）など精神療法的に対応することも同時に重要である。

睡眠薬処方後の問診のポイントは「夜よく休めるようになりましたか」だけでは不十分で，「朝すっきり目覚めて昼間の生活は快適になりましたか」とあくまでQOLに焦点を当てる必要がある．近年のω_1選択的睡眠薬は最適の選択であるが，それに反応しない場合，うつ病をはじめとする精神疾患の可能性や，難治性睡眠障害の可能性を考慮して専門医に相談することが望ましい．睡眠薬の一覧を表6.1に示す．

3　過 眠 症

　耐えがたい眠気といえば，第一に居眠り病の代表はナルコレプシーが第一に思い浮かぶ．過眠を訴える病態を頻度別に並べると，行動誘発性睡眠不足症候群，睡眠時無呼吸症候群，ナルコレプシー，特発性過眠症，反復性過眠症，季節性うつ病，双極性うつ病，過眠型うつ病，月経関連過眠症，心因性過眠症などがある．しかも好発年齢があり，詳細な問診によって，適切な治療に結びつく．眠気が数日間持続し，眠い間の記憶が不明瞭な場合は反復性過眠症を疑わせる．秋冬などの季節に限って食欲亢進，意欲減退などを伴う場合は季節性うつ病を疑わせる．月経との関連がある眠気は月経関連過眠症を考える必要がある．「普段の睡眠時間は適切か．平日と週末の睡眠時間に2時間以上の差がないか．週末十分眠れば，眠気はでないのか」という問いは睡眠不足症候群を想定している．「毎晩激しいいびきをかいたり，呼吸が止まると指摘されたことはないか．朝起きて，喉が渇いたり，頭が重いということはないか」という問いは睡眠時無呼吸症候群を疑う場合である．
　強い眠気や居眠り発作に，笑ったり感動したときに膝がガクッとなったり，頬の筋肉がゆるんだりするカタプレキシー（情動脱力発作）を伴う場合は，ナルコレプシーである．「寝入りばなに脚がむずむずして不快なことはないか．寝起きがすっきりしないことはないか」は，むずむず脚症候群を想定している．「眠い時期には，意欲が減退したり食欲が亢進したりしないか．逆に眠くない時期は，睡眠時間も短くて，元気すぎることはないか」は双極性うつ病を想定したものである．これまでどんな治療を受け

てきたか，常用の薬物の問診は，睡眠薬によるハングオーバーをはじめ薬剤因性の過眠を想定したものである。過眠は就学や就労上の障害，社会的不利益も大きく，患者の自己評価も低下している場合が少なくない。そうした心理社会的側面にも配慮した診療が望まれる。

1) 過眠症治療の際の睡眠衛生教育

過眠症の治療においても，睡眠衛生教育は極めて基本的で重要である。睡眠不足症候群の場合に，十分な夜間の睡眠の確保で昼間の過度の眠気が改善する事実からも明らかである。夜間の睡眠を妨げる睡眠呼吸障害でも，日中のカフェインの過剰摂取，夜間の過度の飲酒などの悪循環に陥っている場合があるので，持続陽圧呼吸装置（continuous positive airway pressure：CPAP）療法を導入すれば解決するというわけではない。精神賦活薬で眠気がコントロールされていたナルコレプシー患者が，夜間の睡眠不足により眠気が増悪する場合もある。昼間の眠気が存在する場合に，仮眠をとってリフレッシュするか否かという問診は，ナルコレプシーとそれ以外の過眠症の鑑別にも有用である。

2) 過眠症の身体的療法

肥満，鼻閉などの身体疾患の治療を専門医と連携して実地すること。それと並行して，過眠症のそれぞれの対症療法（CPAP, oral appliance, psycho-stimulants，高照度光療法，メラトニン，クロナゼパム，dopamine agonist）を，睡眠学会認定医のいる医療機関で行うように適切なアドバイスを行うことが基本である。安易な精神賦活薬の投与は薬物依存症の患者の温床になる。専門医のいないところでのCPAP治療は，医療過誤のリスクマネージメントの不備を容認することになる。

ナルコレプシー

ナルコレプシーの確定診断のためには，詳細な問診が欠かせない。そして日中の睡眠ポリグラフ検査や終夜睡眠ポリグラフ検査が施行される。血液検査では，HLA（ヒト白血球抗原）を検査する。HLA-DR2とDQw1の

陽性，陰性を判別する。日本人のナルコレプシー患者では全例でHLA-DR2とDQw1が陽性である。そして治療を開始するが，睡眠日記をつけて治療効果を医師と患者が共同で進めていく作業が重要である。睡眠日記とは，24時間の睡眠・覚醒の状態を記録するものである。また，自分でも睡眠生活が不規則であるかどうかを自覚する上で大切である。夜間の睡眠と昼間の眠り発作の回数，治療薬の用量と発作回数の改善なども，この睡眠日記で一目瞭然になる。眠気の重症度判定には，Epworth Sleepiness Scale（ESS）がよく利用される。八つの社会生活場面で眠気がどの程度の頻度で起こるかを自分で記入する調査用紙で，過去1週間の平均的な眠気の状態を記入するものである。ESSによる主観的眠気の評価は，ナルコレプシー患者の中には，眠気に無自覚な方もあるために，眠気の客観的検査として睡眠潜時反復検査（multiple sleep latency test；MSLT）や覚醒維持検査（maintenance of wakefulness test；MWT）が行われることがある。MSLTは日中の眠気の強さを測定するもので，2時間ごとに一日4回30分ずつ睡眠ポリグラフを測定するものである。MWTは眠気を我慢できる程度の検査で，2時間ごとに一日4回30分ずつ睡眠ポリグラフを測定するものである。現在の日本ではHLA，MSLT，MWTはいずれも保険適用がなされていないために，多大の時間的経済的負担を強いている。上記のようなナルコレプシーの確定診断をしないで安易に精神賦活薬を投与するような医師，睡眠学会認定医のいない医療機関の利用はおすすめできない。

　現段階では残念ながらナルコレプシーの根治的治療方法はない。やむをえず行う対症療法は薬により症状を軽減するとともに，生活習慣を改善することが必要である。薬物療法により，夜の眠りを安定させ，さらに精神賦活薬を朝と昼に服用することにより，日中の居眠りをほとんどなくすことができる。これらによって通常の社会生活が可能になるので，あきらめずに根気よく治療を続けることが必要である。

● 生活指導

　生活指導は，睡眠日記に24時間の睡眠・覚醒状況を記録し，医師が規則正しい生活をするようにアドバイスをする。規則正しい生活，ことに夜間

表6.2 精神賦活薬一覧

精神賦活薬 (薬品名)	商品名	1錠あたりの 用量 (mg)	最大使用量 (mg)	血中半減期 (時間)
メチルフェニデート	リタリン	10	60	2～3
ペモリン	ベタナミン	25, 50	150	10～12
マジンドール	サノレックス	0.5	1.5	9
モダフィニル	モディオダール	100	400	11～14

の十分な睡眠時間，良質の睡眠を確保することは，症状の軽減には不可欠である。不規則な生活は日中の眠気や睡眠障害を悪化させる。また，できるのであれば日中の昼休みなどに短時間に目をつむり，計画的に仮眠（アンカースリープ）をすれば眠気は軽くなる。

● 薬物療法

薬物療法は，夜間睡眠障害や入眠時幻覚がある場合は，入眠と睡眠の持続を改善する睡眠導入剤やリスペリドンなどの非定型抗精神病薬を少量投与する。睡眠麻痺には，選択的セロトニン再取り込み阻害薬（SSRI）を眠前に投与する。夜間睡眠が改善されても残る日中の眠気には精神賦活薬を投与する。ナルコレプシーの伝統的治療薬メチルフェニデートは，ナルコレプシーではない「患者」の場合に依存が形成され，医療機関とのトラブルが起こる危険もある。精神賦活薬は，半減期を考慮して，朝と昼の食後に服用する。精神賦活薬は，夜間に残留する血中濃度により睡眠が妨げられるので，夕方以降の服用は禁止されている。精神賦活薬で最も多く使われているものは，ペモリンとメチルフェニデート，モダフィニルの三つである。単独，もしくは組み合わせて用いる。組み合わせる場合は，消失半減期が長いペモリンを朝1回服用し，消失半減期が短いモダフィニルを必要に応じて午前，または昼頃に服用するというものである。これにより，夜間の残存血中濃度を最小に抑える。精神賦活薬の副作用として多いのは動悸，頭痛，胃障害，食欲減退などである。また夜の睡眠を十分にとらないで精神賦活薬をたくさん服用すると，入眠時幻覚が強まったり，精神不安定が起こったりすることがある。医師の指導を守って適正量を飲むことが大切である。情動脱力発作に効くクロミプラミン，イミプラミンでは口

適応症	禁忌	依存性
ナルコレプシー	過度の不安・緊張	依存性あり
ナルコレプシー	過度の不安・緊張	依存性あり
病的肥満・過眠	過度の不安・緊張	ほとんどなし
ナルコレプシー	ほとんどなし	依存乱用の心配なし

渇・便秘，SSRIでは，吐き気，下痢などの消化器系の副作用がある。しかしナルコレプシーに用いる用量は通常少ないので，まず心配はない。

　生活上決定的に重要なのは，夜間の睡眠を十二分に確保することである。世界に冠たる睡眠不足社会の日本では，ナルコレプシーの患者さんも受験勉強や長時間過密労働を強いられたりすることがある。インターネットやテレビ，ビデオ，ゲームにはまって夜間の睡眠を軽視することもある。ナルコレプシーを持つ方々も，朝目覚めてすっきりするまで十二分な睡眠を確保することによって，昼間の眠気を改善させるだけでなく，精神賦活薬の使用量を減らすこともできる。規則正しい生活と長期間の通院・服薬が必要になる。症状は10年，20年と経つうちに軽くなる傾向があるので，薬の量を減らすことが可能となる。あきらめないできちんと服薬を続けることが病気を良くする上でとても大切である。

　ナルコレプシーの薬物療法に不可欠な精神賦活薬の一覧を表6.2に示す。

4　概日リズム睡眠障害

　従来，delayed sleep phase syndrome（DSPS）およびNon-24 sleep-wake syndrome（Non-24）に対しては，高照度光療法，超短時間作用型睡眠薬投与，ビタミンB_{12}あるいはメラトニン投与などを，単独または組み合わせて治療が行われてきた。DSPSに対しては，入眠時刻と起床時刻を毎日強制的に後退させていき，睡眠相が望ましい時間帯に至ったところで固定するという時間療法も行われてきた。しかしながら，超短時間作用型

睡眠薬投与およびビタミン B_{12} 投与は有効性がはっきりせず，時間療法は固定した睡眠相を維持することが困難なことが多く，いずれも補助的な治療法となってきている。近年では，高照度光療法とともにメラトニン投与の有効性が明らかにされてきており，それぞれを単独，または両者を組み合わせて治療することが多くなっている。

　ヒトの体内時計は数千luxの高照度光に反応し，前進または後退する。朝起きがけに高照度光を浴びると，体内時計が前進し，その晩の寝つきが早くなる（位相前進反応）。夜の時間帯に高照度光を浴びると，体内時計が後退し，寝つきが遅くなる（位相後退反応）。DSPSおよびNon-24の治療は，体内時計の位相前進反応が起きるように患者を早く覚醒させて光照射を行うことである。

　内因性のメラトニンは体内時計の指令によって夜間に松果体から分泌されているが，夕方から夜にかけてメラトニンを服用すると，体内時計の位相が前進することがわかっている。DSPSでは高照度光療法が最初に試みられることが多く，軽症の場合には，規則的な日光浴でも効果をあげる場合がある。種々の理由で朝の高照度光療法を実施することが困難な場合や効果が不十分な場合には，メラトニンを投与する。Non-24の場合には，起床時刻が毎日後退していくため，毎日同じ時刻に起床して高照度光療法を実施することは困難であることが多く，メラトニン投与が第一選択となる。メラトニン投与による効果が不十分な場合や睡眠相は一定時刻に固定できても遅い時間帯から早くできない場合には，高照度光療法を併用する。

　メラトニンはこのように概日リズム睡眠障害（circadian rhythm sleep disorder：CRSD）の治療にとって有力な手段であることは明らかであるが，その適応については標準的な基準はなく，経験に頼っている部分が大きい。また，メラトニンの投与量については，0.1～5mgと報告によって幅があり，用量については十分な検討がなされていないのが現状である。メラトニンの投与時刻については，我々は習慣的な入眠時刻を基準として4～5時間前に投与したが，習慣的覚醒時刻を基準として10時間程度の時刻に投与するという考えもあり，投与時刻や投与方法についてまだ確立されていない。CRSDの実態については未だ不明なことが多く，また治療法

の選択に関しても標準的な基準はなく，経験に頼っている部分が大きいのが現状である。またDSPSおよびNon-24の経過中にうつ病を併発してくることがよくみられるが，高照度光療法やメラトニン投与などの治療によるDSPSおよびNon-24の改善度とうつ病の改善度との関係も今のところは不明であり，今後の検討課題である。

5 その他の睡眠障害

夜驚症にはクロミプラミン，夜尿症にはイミプラミンやクロミプラミン，レム睡眠行動障害にはクロナゼパム，悪夢障害にはSSRIやクロナゼパム，むずむず脚症候群や周期性四肢運動障害に対してはクロナゼパム，バーゴライド，l-dopaなどが用いられる。本項では頻度の高い睡眠時無呼吸症候群を取り上げる。

1) 睡眠時無呼吸症候群

閉塞性睡眠時無呼吸症候群は，睡眠中の気道閉塞による頻回の呼吸停止とそれによる睡眠の質の低下，日中眠気，その他身体合併症の増悪などを生じるものである。睡眠障害の中でも非常に頻度が高く，社会的に認知が高まっているにもかかわらず，依然未治療となっているケースが多い。睡眠中の著しいいびき・無呼吸，日中眠気，肥満傾向など典型兆候があれば発見は比較的容易であるが，なかにはこれらがはっきりせず，むしろ不眠・熟眠困難が主訴である場合もある。これに対して睡眠薬を使用すると筋弛緩作用のためかえって症状が悪化する。診断のためには終夜ポリグラフィーが必須であり，積極的に疑って問診し検査につなげることが重要である。治療としては経鼻的持続陽圧呼吸（CPAP），口腔内装具（OA），耳鼻科的手術などがある。こうした治療が奏効すれば不眠は改善するのが大半であるが，診断がはっきりしない段階で，あるいは治療中であっても不眠・熟眠困難などがありやむを得ず睡眠薬を使う場合，筋弛緩作用の少ないゾピクロン，ゾルピデムなどの薬剤を使用する。SSRIはobstructive sleep apnea syndrome（OSAS）に対する効果も報告されている。かつて

は三環系抗うつ薬（TCA）（イミプラミン，クロミプラミン）の効果が報告されたこともある。中枢性睡眠時無呼吸症候群についてはアセタゾラミドが有効とされている。わが国ではOSASにアセタゾラミドが保険適用されている。さらに睡眠呼吸障害でも，原発性不眠症やうつ病との併発例があったり，治療法の選択が単一ではない場合もある。睡眠医学の専門家による集学的治療システムのある専門医療機関に委ねるのが賢明である。

6 まとめ

　先進国では睡眠障害が増大し，それに伴って，睡眠障害による社会的損失が注目されている。そうした状況を踏まえて，「健康日本21」でも，23％以上もある睡眠障害を2010年までに10％以上減少させようと唱っている。睡眠薬に頼らない自然な睡眠を取り戻すことへの期待は，アロマセラピーやアルファミュージックなどへの関心の高さに端的に示されている。しかし不眠症を慢性疾患として認識していなかったり，睡眠薬を害悪視する無理解や偏見が背景にあることにも留意すべきである。もちろん従来の不眠症の薬物療法も対症療法の域を出ず，自然な睡眠を回復させるレベルには至っていないが，糖尿病のコントロールよりは容易である。過眠症に対する治療法（OSASに対するCPAP療法，ナルコレプシーに対するモダフィニルなど）も，いつまでもCPAPや特殊薬物に依拠し続けていることへの抵抗がないわけではない。慢性閉塞性肺疾患や高血圧の治療と同様，対症療法の域を出ない治療法ではあるが，コンプライアンスさえ良ければ治療成績は良好で，脳心臓疾患系の合併症予防，昼間の活動性の維持，交通事故や労働災害防止などに寄与していることを強調すべきである。

　適切な問診は，polysomnography（PSG）などの専門検査の位置づけを明確にし，睡眠障害で悩む患者の苦悩の軽減にも有用である。なお不眠症や過眠症の睡眠管理で，睡眠日誌と昼間の活動記録，さらにアクチグラフによる静止活動記録は治療効果判定や副作用チェックの上で有用である。別に睡眠障害に限ったことではないが，現在の状態以上に悪化させないことに留意する必要がある。さらに現在の治療法を永久不変と考えず，より

良い治療法が開発された際に，適用を受けられる治療関係を築くことも，難治性睡眠障害の治療では忘れてならないことである．最後に薬の銘柄を指定する睡眠障害患者には，要注意である．薬物依存や薬物乱用の幇助にならぬようにすべきである．

■参考文献
1) 粥川裕平：各種不眠と睡眠パターン．病態生理 14: 875-881, 1995.
2) 粥川裕平：精神賦活薬．井上雄一・岸本朗編：精神科治療の理論と技法．星和書店，東京, pp91-97, 1999.
3) 粥川裕平：過眠症（ナルコレプシーを含む）．今日の治療指針2003年版．医学書院，東京, pp668, 2003.
4) 粥川裕平：不眠症．今日の治療指針2006年版．医学書院，東京, pp722, 2006.
5) 睡眠障害の診断・治療ガイドライン研究会（内山真編）：睡眠障害の対応と治療ガイドライン．じほう，東京, 2002.

第7章

ストレス関連障害・摂食障害の薬物療法

菊池 周一

1 重度ストレス反応および適応障害

1) 急性期の反応

　死に直面するような外的要因（犯罪被害，事故，虐待，自然災害）で恐怖を体験すると，直後より正常ストレス反応（不眠，抑うつ，心身症など）またはより強い反応の急性ストレス反応（acute stress disorder：ASD）（現実感の喪失，フラッシュバック，パニック様症状など）をきたすことがある。いずれも1カ月以内に回復する反応である。

　多くは自然軽快するので，対応としては，まずストレスによる一時変調であることを十分に説明する。強い不眠や不安焦燥には対症的薬物療法（ベンゾジアゼピン系抗不安薬，例：クロチアゼパム＜リーゼ®＞5mg，3錠，分3）を行う。フラッシュバックや恐怖が強い場合は少量の非定型抗精神病薬（次項参照）を短期間用いてもよい。交通事故や犯罪被害など裁判に持ち込まれる例も多く，診断には慎重でありたい。

2) 外傷後ストレス障害

　ASDが1カ月経過しても回復しない場合，外傷後ストレス障害（PTSD）と呼ぶ。ASDで解離症状を伴う場合はPTSDに移行しやすい。虐待については保健所などの協力を得る。虐待の疑いのある場合には，DV法により，

医師は本人の同意なしで関係機関に通報できる。PTSDの診断は専門家の構造化した面接で診断を行うのが望ましい。

　a　症例：54歳，女性[*1]，主婦

　20年前に抑うつ状態で受診歴あり[*2]。X年に娘を犯罪で失った。直後より悪夢，不眠が出現。娘の発見された状況が急に想起され，恐怖，興奮，音や光への過敏，人間不信が強くなった[*3]。事件3週後に近医内科を受診した[*4]。その2週後（事件後5週後）精神科を受診。泣き出したり，不安・緊張や疑惑が顕著だった。医師や薬剤師にも，「薬を使わないで何とかしてください」「話聞いてもらえないならもういい」と短絡的，懐疑的，拒絶的な態度だった。三大症状を認め，事件後1カ月以上経過していたためPTSDと診断された[*5]。摂食不良のため入院治療を施行。処方はフルボキサミン(50)2錠，クロナゼパム(1)2錠/分2（朝夕），クアゼパム(20)1錠，クエチアピン(25)2錠眠前。スタッフは事件のことは本人から話し出す以外話題にせず，主として現在の状態を支持的に傾聴した。入院1カ月後，ようやく落ち着いて眠れるようになり，同5カ月後に退院。翌年の同じ月に再燃したが，薬物療法を維持し，現在まで症状は認めていない[*6]。

　　*1　女性に多い。
　　*2　神経症的性格や反社会性は発症に関連する。
　　*3　病態生理：強い衝撃により青斑核のノルアドレナリンの大量放出，海馬扁桃核領域での過活動や副腎皮質ホルモンの大量放出が関連する。
　　*4　ストレスによる症状とは気づかず，まず一般身体科を受診することが多い。
　　*5　診断は出来事の性質と症状，時期を用いて行われる。出来事から1カ月である場合にはASDである。また日常の出来事により類似の症状がみられた場合には，適応障害と診断される。三大症状は知覚過敏（侵入，過覚醒）と鈍麻反応（麻痺・回避）という二相性反応である。「侵入」とは意志とは無関係に出来事がリアルに想起・再体験され，まさに現場にいるかのような感覚である。興奮，緊張，動悸，恐怖を伴い意思疎通が困難となる。「過覚醒」とは過緊張症状として，感覚過敏，ふるえ，冷や汗，易怒や攻撃，驚愕反応，不眠や悪夢をさす。一方「麻痺・回避」

は現実感がうすれ，場合により出来事を思い出せず，刺激を避ける症状である。その他，多彩な精神症状や短絡的行動（飲酒過多やギャンブル，自傷など）がみられる。身体的には頭痛やめまい，悪心，胃痛，肩こり，不食・過食などがみられる。人格障害と見誤りやすい。

＊6　症状ができごとと同時期に再現することがある。アメリカでは生涯有病率は7％で，3分の1の患者が10年以上症状が持続したと報告されている。

b 治療・対応

i 安全な保護的環境

安心感は症状の改善に有用であるのと同時に，二次的にストレスによる反応を予防する。

ii 心理教育

症状がストレスによる生体反応であることや経過の概要を説明する。積極的に出来事を直面化するような問診はしない。入院ではチーム医療が原則。

iii 薬物療法

基本的に対症療法である。なお，用量は標準量を示した。

① 抗うつ薬：選択的セロトニン再取り込み阻害薬（SSRI）が第一選択である。現在本邦で発売されているSSRIはフルボキサミン（デプロメール®，ルボックス®，25～150mg/分2），パロキセチン（パキシル®，10～40mg/分1），セルトラリン（ジェイゾロフト®，25～100mg/分1）の3種である。症状全般に有効である。初期用量から開始する。悪心の副作用がコンプライアンスを下げた場合はドンペリドン（ナウゼリン®，10～30mg）などを併用する。若年層で時に興奮や行動の悪化（activation syndrome）がみられることがあり，その場合は減量する。また，中断症状（浮遊感や抑うつ，不安）を回避するため，減量の際は漸減する。また，アミトリプチリン（トリプタノール®，30～100mg/分3），イミプラミン（25～150mg/分3）などの三環系抗うつ

薬（TCA）も症状全般に有効であるが，起立性低血圧や便秘，QT延長，心室頻拍などの副作用がある。鎮静作用のあるトラゾドン（デジレル®，レスリン®，25〜200mg/分1〜4）は不眠や悪夢を改善するため汎用される。

② 気分安定薬：バルプロ酸（デパケンR®，セレニカR®，400〜1200mg/分1）は過覚醒や回避に有効である。カルバマゼピン（テグレトール®，テレスミン®，200〜800mg/分1〜2）は侵入や過覚醒に有効であり，過剰な警戒心や驚愕反応にも有効である。血球減少や薬疹に注意する。

③ 抗不安薬・睡眠薬：ベンゾジアゼピン（BZD）系抗不安薬は過覚醒症状以外の症状には無効である。また乱用や依存が懸念されるため，薬物やアルコール乱用歴のある例には用いない。乱用を避けるためには長時間作用型のBZD系であるクロナゼパム（リボトリール®，ランドセン®，0.5〜3mg）やロフラゼペート（メイラックス®，1〜2mg）を選択する。パニック様症状にはアルプラゾラム（ソラナックス®，コンスタン®，0.4〜2.4mg）が有効である。使用は最小限，短期に抑え，中止の際は漸減する。睡眠薬ではクアゼパム（ドラール®，15〜30mg）やニトラゼパム（ベンザリン®，2〜10mg），フルラゼパム（ベノジール®，10〜30mg）などである。短時間作用型睡眠薬は依存や中途覚醒を惹起するためなるべく避けること。

④ 抗精神病薬：侵入症状や過覚醒症状に有効。リスペリドン（リスパダール®，1〜5mg）やペロスピロン（ルーラン®，4〜24mg）などを少量より用いる。リスペリドンの液剤（1mg，2mgパック）は不穏に速効性（効果発現に15分程度）である。症状による落ち着きなさとアカシジアなどの錐体外路症状との鑑別が必要となる。

⑤ その他：時にβ遮断薬のプロプラノロール（インデラル®，10〜30mg）が侵入や過覚醒，パニック様症状に有効。降圧薬を服用している例では慎重投与である。

3）適応障害

日常的なストレスが複合的に持続する場合や，失恋や離婚など一時の衝撃が大きい場合，PTSDと類似の症状が出現する場合がある．個人によりとらえ方が異なるため，反応を起こすきっかけは個別的である．治療は環境調整と心理教育が主で，薬物療法は対症療法的である．

a 症例：42歳，女性，離婚，子なし

飲食店を自営．41歳のとき認知症の実母を自宅にひきとり在宅介護し始めた．店と介護が重なり，何とか切り抜けようとひたすら努力していたが，1カ月後よりいらいらすることが多くなり[*1]，実母が何度も同じことを言うことに腹を立てて，思わず激しい言葉が飛び出すようになった[*2]．音にも敏感になり，人混みに出たり人と話すのがおっくうになった．先々を考え，寝ていてもずっと考えているような緊張が続き，すぐ朝が来てしまう感じがした[*3]．疲労を自覚し[*4]，内科を受診．生活習慣を楽な形に変更するようすすめられ，介護保険サービスを増やし介護の負担を減らし，パロキセチン(10) 1錠，ロフラゼペート(1) 1錠眠前を服用したところ，症状は3カ月の経過で消失した．

[*1] ストレス対処には生活環境や習慣への工夫が必要である．適応障害は通常はストレスから1〜3カ月に発症し，5カ月以内に消失する．

[*2] 適応障害はいわゆる燃え尽き症候群や五月病，六月病なども含み，新入職員や過重労働をしている現場，医療介護の現場などでみられる．医療では特に慢性疾患やターミナルケア，認知症，ストレスケアなどの病棟で多い．ストレス対処の未熟や行動様式が関係すると考えられる．うつ病との鑑別点は抑うつのわりにその他のうつ病症状がそろっていないこと，PTSD類似の部分症状がみられることである．町田[7]の医療従事者のストレスの進行段階を示す．ほかの職種でも同様である．各段階が重複してみられる．

① 過剰適応：ストレスを何とか跳ね返そうとして示す段階．通常より元気だったり適応的だったりする．入職，異動後にみられる．

② 神経過敏：刺激や感覚（音，光）に敏感，感情が不安定になる

(怒る，泣く)。飲酒やタバコが増える。
③ 無関心・意欲低下：意欲や感情が出にくくなり，生活全般の積極性が低下する。求人広告欄をみたりする。
④ ひきこもり：周囲との接触を避ける。理由をつけて休む。
⑤ 抑うつ：憂うつ，悲しいなどの感情を相談するようになる。集中力の低下，忘れっぽい，意欲減退，食思不振などがみられる。
⑥ 行動化：無断欠勤，仮病，突然の退職願，薬物や嗜好品の乱用，事故傾性，自殺未遂，不倫など。

*3 症状はPTSDやうつ病と類似している。
*4 身体症状は，全身倦怠，頭痛や肩こり，めまい，食欲の変化，不眠などである。小児では夜尿症，幼児返りである。生活習慣病（例：高血圧，高脂血症，糖尿病や痛風，風邪を引きやすいなど）の併発を検索する。

b 治療・対応

i 環境調整と心理教育

一時的な生体の反応であることを告げて安心させ，ストレスや生活習慣の自覚を促し，環境や生活様式の調整を行う。家族や関係者に協力を求め，休養期間はやや長期（～数週間，2～3カ月）がよい。うつ病への移行に注意。

ii 薬物療法

前記の環境調整と心理教育を図った上で，PTSDと同様に対症療法的に行う。①SSRI，②抗不安薬・抗精神病薬はいずれもPTSDにおける使用に準じる。③その他，筆者はいずれの症状も重篤でない場合は漢方を用いている（証を確認し合ったものを選ぶ）。患者に安心感があり，薬物依存しにくいからである。

2 摂食障害

摂食障害は挫折体験やダイエットをきっかけとして思春期から青年期の女性に多く発症する。神経性無食欲症（anorexia nervosa：AN）と神経

性大食症（bulimia nervosa：BN）がある．薬物療法は前者ではほとんど行わず，主に後者で用いられる．主訴に応じて最初に内科や小児科，産婦人科を受診することも多いため，各科の連携が重要である．

1） 神経性無食欲症

　ANは思春期の女子に好発し，身体イメージの障害，肥満恐怖，強いやせ願望や強迫，拒食など精神・身体症状を呈する疾患である．病識は欠如し治療を拒む場合が多いが，体力低下や検査データの異常には病感がある．身体合併症は初期に内科での栄養（中心静脈栄養や流動食）の改善を優先させ，その後精神科心療内科での治療を行う．

a 症例（AN，制限型）：17歳，女性，高校2年生

　元来真面目で几帳面．成績は上位[*1]．高校1年秋，男子生徒から「顔が丸い」と言われたのをきっかけに食事量を減らしダイエットを始めた[*2]．徐々に体重が減ることに達成感を覚え，食事も野菜やこんにゃくばかりで1日1食夕食のみとなった．心配した家族とも食事のことでもめるようになった[*3]．体重は50kgから35kgまで減少し無月経となった[*4]．活動的で家の階段を100回以上昇降するようになり[*5]，しだいに不登校となった．高校2年の7月，家族が心配して近医内科受診し，拒食症と診断され，当科に紹介された[*6]．受診時155cm，32kg，血圧80/40，脈拍55，体温35.2℃，血液検査では白血球減少，低タンパク血症，肝機能障害，高コレステロール血症，甲状腺機能低下，尿検査では尿ケトン体陽性，尿中タンパク陽性，頭部CTでは前頭葉の軽度の萎縮が認められた[*7]．やせ願望，肥満恐怖，身体イメージの障害（やせているのに太っていると信じている），カロリーや食事内容への過度のこだわりと食事制限（1日200カロリー），強迫的な過活動が認められた[*4]．同日入院し行動制限療法を施行．5カ月後にBMI＝17.5となり退院した．その後，2回同様の症状で入院したが，最終的にBMI＝18前後で月経が回復し，社会生活を送っている[*8]．

　　＊1　若い女性に好発する．病因は遺伝，年齢，ストレス，性ホルモン，家

族関係を含む社会因子など複雑である。真面目，几帳面な性格が関連する。欧米に多く，日本では女性の0.1％以下である。
*2 挫折体験をきっかけにダイエットを開始することが多い。
*3 自分のやせを自覚しておらず，さらに体重が低下することを望む。食事の好悪が極端となり，白飯，肉，魚など脂肪の多いと信じている食品を制限し，味の薄い野菜やこんにゃくや寒天やサプリメントを好む。食後すぐ上腹部膨満感を訴える。頬，顔の形，腹部，大腿を気にする。心配した家族が食事に干渉し，家族内ストレスは増大する。
*4 DSM-Ⅳの診断基準の概要を示す。
  307.1 神経性無食欲症
   A．正常体重の拒否，期待される体重の85％以下の体重
   B．体重増加に対する強い恐怖
   C．体重や体形による自己評価。低体重の重大さの否認
   D．無月経
  病型 1．制限型：むちゃ食いや排出行動なし
     2．むちゃ食い／排出型：むちゃ食いや排出行動経験あり
*5 極端な過活動がみられる。食事と体重，体形以外の関心が消失し，友人とも話題が合わなくなり孤立する。感情表出は乏しい。
*6 一般に内科や小児科，婦人科を受診することが多い。診断にあたっては，身体疾患の鑑別が重要である。消化器疾患（腫瘍など）の潜在が時にみられる。その場合，基礎疾患の治療により精神症状も改善する。
*7 身体合併症の多くは低栄養性による。低栄養が高度の場合や嘔吐・下剤の乱用がある場合は身体的にも重篤化であり，内科管理を優先する。
*8 経過は自然治癒，遷延化，死亡（4～20％）である。死亡率は発症後1年以内が最も高い。死因は半数が身体合併症，そのほかに自殺，事故，突然死など。

b 治療・対応

i 入院治療

体重減少が著しい場合，電解質異常（過食嘔吐による低カリウム血症で浮腫がみられる場合など）や身体合併症が重篤である場合，まず入院による内科的治療を行う。急な高カロリー投与によるrefeeding syndromeに注意する。精神科への入院適応は，行動制限による改善が期待される場合，

問題行動が顕著である場合，ひきこもりや食行動異常で家庭生活が困難である場合などである．

ⅱ 薬物療法

ANの食行動を改善させるのに有効な薬物は一般にない．むしろ体力が低下しているため，副作用や事故誘発など有害である．不眠は栄養の改善とともに解消する．BNに有効なSSRIはANでは過活動を悪化させる．

2）神経性大食症

BNは，制御不能な衝動にかられて短時間に大量の食物を摂取し，その後排出や不食により体重増加を抑えようとする疾患である．若い女性に多い．ANからも移行する．ANとの鑑別点は，BNでは体重は正常範囲であり，やせ希求は目立たず肥満恐怖が顕著で，排出には下剤や自己誘発性嘔吐がみられ，その結果電解質異常をきたす場合が多い．また万引き（食物や化粧品）や自傷など問題行動もANに比して多い．

a 症例：25歳，既婚，主婦[*1]

21歳のとき失恋をきっかけに食事を制限したが，逆に過食が出現した．その後食べたことに嫌悪感が起こり，指を口に入れて誘発する嘔吐が出現した．大学卒業後就職したが，帰宅後毎晩大量のお菓子やパン，麺類を2時間ほど過食して嘔吐していた．24歳で結婚退職後は日中だらだらと食べては嘔吐したり[*2]，下剤を1日に100錠以上を乱用した[*3]．時々，数日間の食事制限し，その後過食を繰り返した[*4]．25歳の誕生日を機に夫に話し，夫婦で病院を受診した．150cm，48kgの標準体重で肥満恐怖が認められた[*4]．また，左手首にかきむしった跡がみられた[*5]．血液検査では低クロール血症，低カリウム血症，血清アミラーゼ高値[*6]がみられた．外来で抑うつ・過食に対してフルボキサミン50mgから漸増し250mgを投与し，併せて認知行動療法[*7]を行った．2年の経過で過食は目立たなくなり，通院終了した[*8]．

- *1 発症頻度は若い女性の1％程度であり，ANと異なり欧米との差はない。年齢は20〜30歳台が多い。
- *2 過食は夜中や日中一人でいるとき，隠れて一時に大量の食物を摂取するか，だらだら食い（食べては排出を繰り返す）をする。大量の食品を貯蔵する場合もある。
- *3 自己誘発性嘔吐や下剤（コーラック®を数十錠以上など），浣腸，利尿剤を用いて隠れて排出する。指根手背に吐きダコがみられる。
- *4 肥満恐怖は一般に認められるが，やせ願望や身体イメージ障害は目立たない。過食や排出後に自己嫌悪や自責，諦念をもつ。部分的病識がある。
- *5 自傷行為の一つ。問題行動はANに比して多く，自傷（リストカット），飲酒，薬物乱用，万引き（食物，化粧品など），大量服薬など。精神科へ相談。
- *6 体重は正常範囲内が多い。身体症状は下肢浮腫や低クロール血症（嘔吐），低カリウム血症（下剤），血清アミラーゼ高値（嘔吐），齲歯（嘔吐），食道裂口ヘルニア（嘔吐），胃炎，心電図異常などである。特に電解質異常による致死性頻拍性心室性不整脈は注意を要する。
- *7 外来認知行動療法を主とする。過食や嘔吐が制御困難な場合，抑うつや希死念慮が顕著な場合，問題行動が頻発している場合には入院治療を短期間行う。
- *8 予後は死亡率は0.3％で，ANに比較すると低い。10年予後で回復が50％，再発が30％，持続が20％である。

b 治療・対応

i 認知行動療法

主に外来で行われる。成書を参照のこと。

ii 薬物療法

BNに対して，SSRI（本邦ではフルボキサミン，パロキセチン，セルトラリンが発売）は過食および排出行動の抑制や抑うつや不安の改善，治療関係の改善を目的に用いる。SSRIによる薬物療法と認知行動療法を組み合わせると，各々単独の治療法より明らかに有効である。ただし，SSRIに過食・排出の再発予防効果はない。SSRIは初期量から開始し2〜3週ご

とに漸増する。うつ病に対する投与量を上回ることが多い。有効な場合は2〜3週間で反応がみられる。食欲抑制作用を有し拒食となる場合には減量，中止する。問題行動との関連で処方薬を乱用，大量服薬されることもあるため，処方量に注意し，家族に管理してもらうこともある。

■参考文献
1) 金吉晴編：心的トラウマの理解とケア 第2版．じほう，2005．
2) 切池信夫：摂食障害．医学書院，2000．
3) 町田いづみ：病院職員のメンタルヘルス．臨床心理学4(1)：52-58，2004．
4) 中根允文，岡崎祐士，藤原妙子監訳：ICD-10精神および行動の障害　DCR研究用診断基準．医学書院，1994．
5) 高橋三郎，大野裕，染矢俊幸訳：DSM-IV-TR　精神疾患の分類と診断の手引き．医学書院，2002．
6) 田代信維，越野好文編：臨床精神医学講座第5巻　神経症性障害・ストレス関連障害．中山書店，2001．
7) 中根允文，飛鳥井望編：臨床精神医学講座S6巻　外傷後ストレス障害（PTSD）．中山書店，2002．

第8章

児童思春期における精神科薬物療法

.... 細金 奈奈

1 児童思春期における薬物療法の特徴

1) 標的症状を定める

　児童思春期にみられる精神疾患は多岐にわたる。児童思春期の症例は特に低年齢の場合，自ら症状を訴えることが少なく，精神医学的評価は本人の行動観察，面接，身体的検査，既往歴や発達歴の丁寧な聴取，家庭・学校・遊び場など複数の場所における本人の評価をもとに行う必要がある。家庭や学校での全般的な様子を評価するのに，子どもの行動チェックリストの家庭版（Child Behavior Checklist：CBCL），学校版（Teacher's Report Form：TRF）は有用である[1,17]。

　治療はこれらの評価に基づいて，本人や保護者と話し合い，治療計画を立てる。児童思春期にみられる精神疾患は，薬物療法のみで治療できるものが少なく，ほとんどが行動修正，行動療法，精神療法，本人や親に対する心理教育などを含む多種の治療技法と組み合わせる必要がある。専門医が少ない状況では，専門的な非薬物療法を受けるのは困難であるが，軽症例では支持的な精神療法や家族への心理教育を行うことで軽快する症例もあるため，薬物療法が安易に行われることは正当化されない。

　薬物療法は，標的症状を同定し，その改善の度合いや副作用をみながら行う。薬物療法は成長中の患児に副作用や不利益を及ぼすため，その標的

症状が重大な機能障害を引き起こしている場合に行われるべきである。現実的な治療目標や薬物の特徴を本人と親に十分に説明する。服薬管理を行うのは主に親となるため、親の理解や協力は不可欠である。子どもは案外，薬の治療効果や自分の身体に起きる不快な副作用を説明することができるので、治療中に適切であれば本人に十分に状態を聞く。思春期年代の子どもは自律性をめぐる葛藤がみられるため、治療に積極的に参加させることで薬物療法のコンプライアンスのみならず治療者との治療的関係を強めることが可能である。このように、治療を通して精神的な発達段階や認知能力を考慮した説明や接し方に配慮する必要もある。

2) 薬物療法の安全性

児童思春期の子どもは生理的に発達途上にあり、個々の症例の差も大きい。このため、薬物の処方に際しては注意を払う必要がある。

小児は体重に比して肝比重が大きく、糸球体濾過量も多いため、成人と同じ治療血中濃度を保つためには、体重あたりの投与よりも多い用量が必要となる。薬物の代謝能は年齢とともに徐々に低下し、思春期を境に急激に低下するので注意が必要である。

カテコラミン（ノルエピネフリン，エピネフリン，ドパミン）系の神経機能は未熟であり、成人期まで構造や機能が十分に発達していないことが示唆されている。中枢刺激薬が成人に比べて小児に著効し、多幸感を伴いにくいのはこのためかもしれない。また、ほかの薬剤への反応や副作用も成人と異なる可能性がある。

向精神薬は、動物実験で神経系に永続的な影響を及ぼす危険がある[12]。人間における研究はないものの、神経発育に影響を与え、行動や認知に影響を与える可能性は否定できない。一方、精神疾患を有する子どもが精神症状のため日常生活が障害されることによって、学習の機会を失ったり、仲間関係が築けなかったり、成人期の精神疾患のリスクが高くなるために生じる不利益もある。このため、ほかの治療法を十分に用いながら、薬物の効果と不利益を評価して注意深く観察しながら投与を行うことが推奨される。

3) 多くは適応外使用となる

児童思春期の精神疾患に関する薬物療法の研究は倫理的に困難である場合が多いため，児童思春期の症例に対する安全性が確認され，厚生労働省によって認可されている向精神薬は大変少ない。また，多くの薬剤は適応疾患に含まれない場合がある（例えば，注意欠陥／多動性障害に対する中枢刺激薬，など）。このため，処方は医師個人個人の判断と責任に委ねられている状況である。本章では，薬剤の有効性および安全性に関して報告されている研究報告を紹介し，実際に日本の児童思春期精神科の臨床で用いられることの多い薬物療法について解説する。また，米国児童青年期精神医学会（American Academy of Child and Adolescent Psychiatry：AACAP）は多くの疾患についてエビデンスに基づいた治療ガイドラインを提示しているので，必要に応じて各項で示した。これらを参照の上，個々の症例について十分な検討を行い，インフォームドコンセントをとる必要があるのは先に述べたとおりである。今後研究データが蓄積され，各疾患の治療薬が厚生労働省によって承認されていくことを期待したい。

2 注意欠陥／多動性障害

注意欠陥／多動性障害（ADHD）は，不注意，多動性，衝動性を主症状とする障害である[5]。小児における有病率は約3〜7％と想定されており，追跡調査からはその約65％が成人期に症状を持ち越すことが報告されている[6]。男女比は約4：1で男児に多くみられる。ADHDの原因はまだ解明されていないが，前頭葉−線条体−小脳機能に関連した部位の異常や実行機能の異常が示唆されている。

ADHDの診断は，本人の行動観察，詳細な発達歴の聴取，学校や家庭での行動の評価に加え，種々の心理検査などをもとに行う[15]。ADHD-RS-ⅣはADHD症状の評価尺度であり，診断の補助および治療の判定効果に有用である[26]。ADHD児の約2/3は併存障害を持つため，併存障害に対する十分な評価が重要である。ADHDの治療は，薬物療法，親訓練，心理社会的援助を含む，複数の治療戦略の組み合わせが推奨される[2]。これらの治

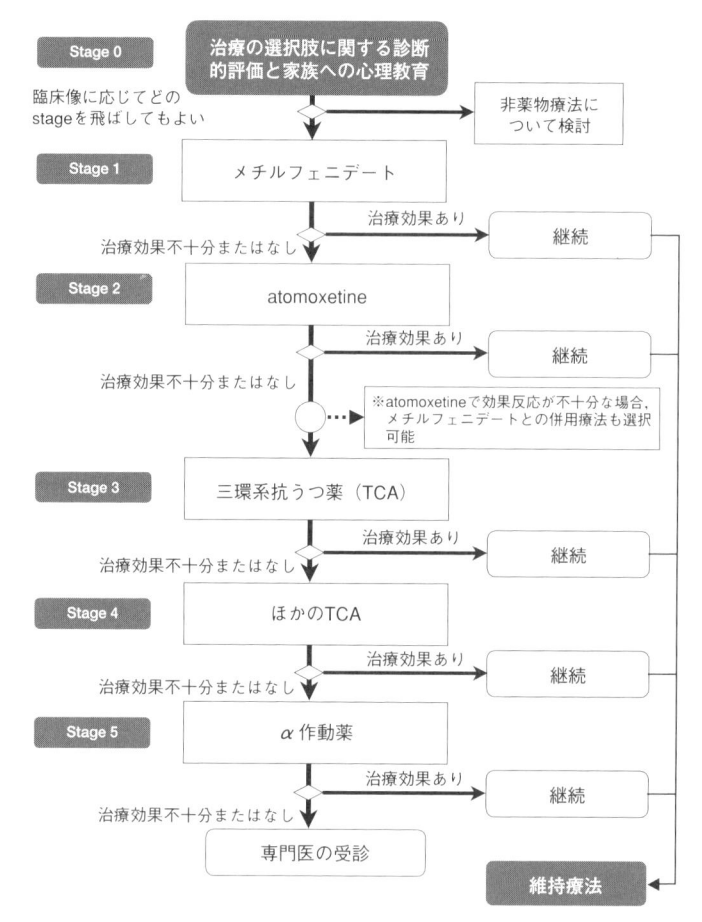

図8.1 ADHDの薬物療法のアルゴリズム（併存障害がない場合）
(文献24より翻訳し改変)

療は，ADHDの中核症状を軽減させるだけでなく，症状の持続に伴ってみられる反抗や攻撃的行動，不安や抑うつ症状の改善をもたらすため，結果的に学業成績の向上や周囲との関係性を改善させると考えられている。薬物療法は中等症から重症の場合に考慮されるべきである。

Pliszkaらは，ADHDの薬物療法のアルゴリズムを併存障害別に提示している[24]（図8.1，8.2，表8-1）。これらの薬剤のうち，中枢刺激薬とatomoxetineは米国食品医薬品局（FDA）によって6歳以上のADHD患児

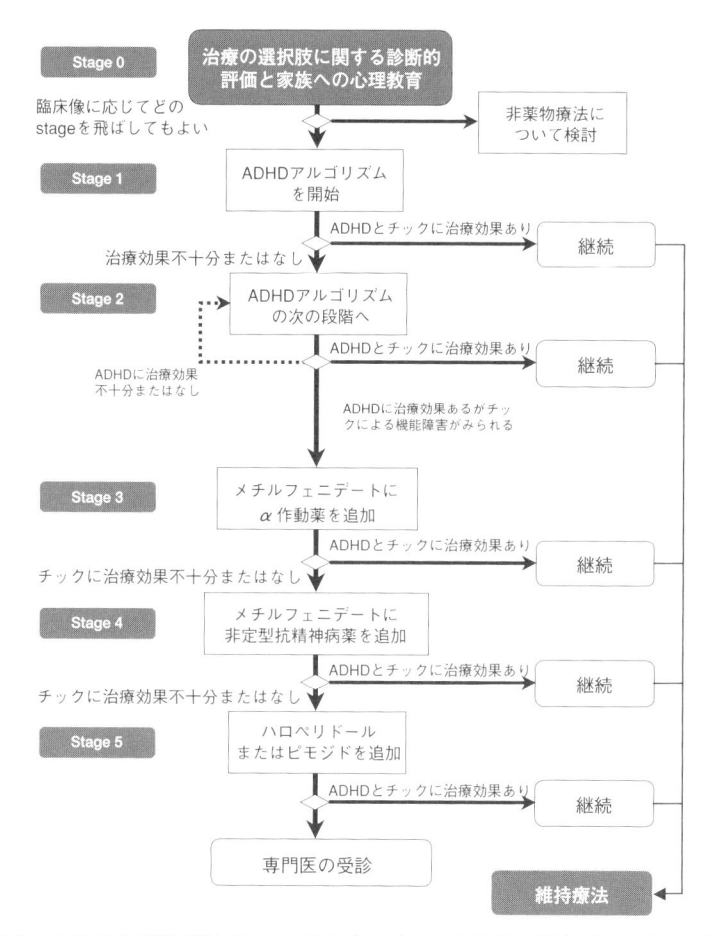

図8.2　ADHDの薬物療法のアルゴリズム（チック障害の併存がみられる場合）
文献24より翻訳し改変

に対する投与が承認されている。

1) 中枢刺激薬

　日本では適応外使用となるが，ADHDに対する中枢刺激薬の有効性は十分にエビデンスがあり，第一選択薬となる。中枢刺激薬は脳内のノルアドレナリンやドパミンの濃度を上昇させるため，臨床効果を発揮すると考えられている。

表8.1 ADHDに用いられる主な薬剤

薬剤名	開始量（mg）	1日用量（mg）
1）中枢刺激薬		
メチルフェニデート	5	15〜60
コンサータ®	18	36〜54
ペモリン	10〜30	35〜75
2）選択的ノルアドレナリン再取り込み阻害薬		
atomoxetine	0.5mg/kg/day	40〜90
3）三環系抗うつ薬		
イミプラミン	1mg/kg/day	25〜150
4）α作動薬		
クロニジン	0.05	0.15〜0.2
グアンファシン	0.5	1.5〜2.0

a メチルフェニデート

メチルフェニデートはADHD児の約70％に対して中核症状の軽減を図ることが示されている[10]。メチルフェニデートの副作用は，食欲低下，不眠の頻度が高く，症例によっては効果が切れる頃に反跳作用を示し行動の悪化がみられる。メチルフェニデートはチック併存症例に対しても使用され，チックを悪化させずADHD症状を軽減させることがある。ADHD青年は物質使用障害を併存するリスクが高いが，メチルフェニデートの経口投与は多幸感を伴うことが少ないことが示唆されており，またいくつかの研究は，中枢刺激薬によって治療されていたADHD児のほうが未治療の患児よりもメチルフェニデート乱用する危険が少ないことを示している[8]。また物質使用障害の家族歴がある場合，患児の家族が乱用する可能性に注意する。

メチルフェニデート治療の開始前に，基礎血圧，脈拍，身長，体重を計測し，その後も継続的な計測が推奨される。食欲低下による低栄養を回避するため，メチルフェニデートの投与は1日1回5mg朝食後から開始することが推奨される。メチルフェニデートの半減期は短く，血中濃度がピークに達する0.5〜4時間に効果および副作用が強くみられるため，1日に複数回投与する必要がある。主に学校で症状による機能障害がみられる場合，週末や長期休暇に合わせて「休薬日」を設け，成長障害や耐性形成を最低

限に抑える工夫を行う。

いくつかの対照試験によって6歳未満の投与での有効性が確認されている[11]。しかし，この年齢におけるADHDの的確な診断は困難であり，学童期の症例に比して副作用が強く出現するため，ほかの心理社会的治療が優先される。

b メチルフェニデート徐放剤

欧米で発売されている数種類の徐放剤の効果は，即時放出型メチルフェニデート（リタリン®）と同等であると報告されている[2]。このうち日本ではOsmotic Release Oral System methylphenidate（OROS-MPH）（コンサータ®）が発売された。OROS-MPHは浸透圧を用いてメチルフェニデートの放出速度を制御する技術を使用しており，12時間の効果を発揮するため1日1回の効果でよい。血中濃度のピークは投与後1～2時間と，リタリン®よりやや遅い。コンサータ® 18mgの投与はリタリン®15mg分3と同等の効果があるとされており，推奨される開始量である。メチルフェニデート徐放剤は昼間の服用の必要がなくなるため，コンプライアンスを向上させる。また，コンサータ®は粉砕や吸入が困難なため乱用されにくく，思春期以降の患者に向くことが予想される。

c ペモリン

ペモリンは十分な治療効果を持つことが示されているが，重篤な肝不全をきたす恐れがあるため，現在では欧米で発売が中止されている。処方する場合，家族や本人に十分な説明が必要である。処方前に肝機能検査を行い，処方後も2週ごとに検査を行うことが推奨される。血清GPTが基礎値の2倍以上に上昇したら処方を中止するべきである。ペモリンの効果は約6時間持続するため，投与は1日1回でよい。

d atomoxetine

atomoxetineは選択的ノルアドレナリン再取り込み阻害薬であり，ノルアドレナリントランスポーターを阻害し，ノルアドレナリン濃度を上昇さ

せる。日本では現在治験中である。プラセボ対照二重盲検試験でADHD児の多動・衝動性，不注意症状に対する効果が示されている[20]が，作用機序は十分に解明されていない。効果は中枢刺激薬よりやや劣る。atomoxetineは依存形成や不眠をきたさないため，中枢刺激薬が使用しにくい症例に用いることができる。12の対照試験でわずかながらプラセボ群より自殺念慮のリスクが高いことが示されており，米国FDAは自殺念慮が増加する危険性について警告している[29]。自殺企図者はなかったが，念のため家族に説明し，投与初期は注意深く観察することが推奨される。

2）三環系抗うつ薬

イミプラミン，desipramine（日本未発売），ノルトリプチリン，アミトリプチリンとクロミプラミンは，ADHDに対して有効であることが支持されている[2]。三環系抗うつ薬（TCA）は多動性や攻撃性を主に減少させるが，鎮静効果を持つため集中力の向上にはあまり効果を示さない。不安／抑うつ症状が強い症例，中枢刺激薬によってチックの副作用が強い症例，夜間の症状が強い症例（半減期が中枢刺激薬よりも長いため）に対して用いることができる。

TCAの副作用として心毒性が最も重要であり，処方前の心電図検査と以後定期的な検査が推奨される。ほかの副作用としては，けいれん閾値の低下，鎮静作用，抗コリン作用による口渇，便秘などがあげられる。

TCAのADHDにおける作用機序はうつ病とは異なり，至適用量がより少なく，治療効果が発現するまでの期間が短い[10]。小児はTCAの代謝が早いため，1日数回に分けて投与する必要がある。メチルフェニデートと併用する場合，相互作用により両薬剤の血中濃度が上昇するため注意が必要である。

3）α作動薬

クロニジンとグアンファシンは中枢性に作用するα_2ノルアドレナリン受容体作動薬であり，降圧剤である。ADHD症状に有効と報告されているが，中枢刺激薬に比べると報告数は少なく，有効性も劣る。

a クロニジン

　鎮静効果があるため注意力の改善はあまり望めないが，多動性，過覚醒症状を和らげ，協調性や課題達成を改善させる。衝動性や攻撃性が強くみられる症例，チックや不眠を伴う症例に有効であることが示唆されている[14]。血圧低下や徐脈の副作用のため，心血管系疾患を持つ患者への投与は推奨されない。また，一部の患者でうつ状態を悪化させる恐れがある。投与前に心電図，血圧と脈拍（坐位および臥位）の検査を行い，その後も薬剤の増量時と維持療法中の4～6週ごとに検査を行う必要がある。

　クロニジンの半減期は短く，1日に3～4回投与する必要があるが，鎮静効果がはじめの2～4週に強いため，就寝前に0.05mgから始め，数週間かけて徐々に増量する。効果の発現は遅く，1カ月以上かかる場合がある。一部の患者は耐性を生じ，数カ月後に増量する必要がある。中止する場合は，徐々に漸減し離脱症状に注意する。

　クロニジンが不注意症状への効果が薄いため，メチルフェニデートとの併用投与が用いられることは多く，実際に有効であることが示唆されている。しかし，因果関係は明らかにされていないが，メチルフェニデートとの併用中の死亡症例が海外で確認されており，安全性には議論がある[32]。併用する場合は十分な心疾患のスクリーニングを行い，定期的な血圧測定が推奨されている[2]。

b グアンファシン

　グアンファシンは，クロニジンに比べて選択的にα_{2A}受容体に作用するため，鎮静効果や血圧降下作用が少ない。また半減期が長いため投与回数は1日2～3回でよい。ADHDおよびチックに対して有効性が確認され，欧米で徐々に使用頻度が増している。

3 広汎性発達障害

　広汎性発達障害（pervasive developmental disorders：PDD）は，①対人的相互交渉（social interaction）の障害，②コミュニケーションの障害，

表8.2 DSM-IVにおけるPDDの疾患

DSM-IV 広汎性発達障害（pervasive developmental disorders）
299.0　　自閉性障害
299.80　レット障害
299.10　小児期崩壊性障害
299.80　アスペルガー障害
299.80　特定不能の広汎性発達障害（非定型自閉症を含む）

③想像力と行動の障害（限局的で，反復的常同的行動）の三つの基本障害を持つ疾患群を示す。PDDは自閉症を始め，ほかにDSM-IVで示される疾患を含み（表8.2），「自閉症スペクトラム障害」として一つの症候群ととらえられている[33]。PDDはあらゆる知的水準に伴う可能性があり，臨床像は症例によって大きく異なる。PDDの有病率は，1万人に3〜16人であり，男女比は3〜4対1で男児に多くみられる[31]。

PDDの病因は，生物学的要因として扁桃体・海馬・前帯状回・小脳における神経細胞の減少や，全脳の容積が2〜10％大きいことが報告されているが，障害部位の特定には至っていない。臨床的診断は，詳細な発達歴の聴取と行動観察に基づく評価によって行われ，補助的な検査として，認知機能検査，神経学的検査，脳波検査（てんかんの合併率は20〜40％）などが行われる。

PDDの長期予後を改善させるのは，適切な社会技能や認知を伸ばす教育プログラムなど，周囲のインテンシブな介入を長期にわたって続けることである。コミュニケーション障害など中核症状に有効な薬剤はまだない。薬物療法は攻撃性，かんしゃく，常同行動，強迫症状などを標的として行われ，これは心理社会的介入の効果を高めることを可能とする。また，PDD青年は不適応などから思春期に抑うつ状態を呈することが多く，抗うつ薬による治療が必要となる場合がある。

1）抗精神病薬

PDDの薬物療法で最も多く用いられるのは抗精神病薬である。かつてはハロペリドール，ピモジド，フルフェナジンなどの定型抗精神病薬の使用頻度が多かったが，副作用のため非定型抗精神病薬の使用が増えている。

リスペリドンとオランザピンはPDDのかんしゃく,攻撃性,自傷行為に有効であることが示されているが,両薬剤とも体重増加の副作用があり注意が必要である。またリスペリドンは高プロラクチン血症の副作用があり,成長に及ぼす影響は明らかにされていない。使用量は精神病性疾患に対して用いられるものよりも少ない量で有効な場合が多い。

2) 選択的セロトニン再取り込み阻害薬

強迫症状や常同行為には選択的セロトニン再取り込み阻害薬(SSRI)が有効であることが示唆されている。しかし,日本で使用可能なフルボキサミン,パロキセチン,セルトラリンについては,児童思春期のPDD症例に有効であることを示す研究がまだ少ない。また,クロミプラミンも,PDD児の強迫症状に有効であることが示唆されているが,けいれん閾値の低下,心電図変化などの副作用を持ち,SSRIの安全性のほうが高い。

SSRIの多くは副作用として消化器症状がみられる。嘔気に伴って食欲低下がみられる場合,定期的に体重や身長を測定し成長障害のモニターを行ったほうがよい。また高用量では,焦燥感や不眠をきたすことがあり,問題行動が悪化してみえる場合があるので注意が必要である。

3) その他の薬剤

抗けいれん薬はてんかんや脳波異常の合併時に用いられることが多く,随伴する攻撃性や衝動性に有効な症例はあるが,エビデンスは少ない。同様にリチウム,中枢刺激薬,βblockerなどを有効とする報告もあるが,今後さらなる研究が行われることが期待される。

4 攻撃的行動

攻撃的行動や衝動性は,ADHD,行為障害,双極性障害,統合失調症,心的外傷後ストレス障害(PTSD)など,児童思春期にみられるあらゆる精神疾患に伴いやすい。攻撃的行動は入院の理由となることが多く,心理社会的治療や薬物療法による緊急介入が必要となりやすい。DSM-Ⅳはこ

のような「攻撃的衝動に抵抗しきれない」「ひどい暴力行為または所有物の破壊に至る」エピソードを伴う病態を「間歇性爆発性障害」という病名で表現している[5]。このような病態は薬物療法の対象となることが多いため，ここでまとめて概説する。

　Schurらは攻撃的行動に対する薬物療法に関するレビューを行い，それに基づき治療ガイドラインを提示した[27]。第1ステップはほかの疾患同様，治療に先立ち入念な精神医学的評価を行うことである。ADHD，うつ病，双極性障害，不安障害，精神病性障害と診断される場合は，それぞれの疾患に有効な薬剤をまず用いる。また，攻撃的行動が慢性的にみられる症例の場合，心理社会的治療や原疾患の治療を優先する。SSRI治療中の場合副作用として焦燥感がみられる場合もあるので鑑別を要する。急性に発症した場合や原疾患の治療が無効であった場合，攻撃性に対する治療を開始する。心理社会的介入（認知行動療法，社会技能訓練や心理教育）は使用薬剤量を減らすことができるため，薬物療法と組み合わせて用いることが重要である。

1）抗精神病薬

　攻撃的行動に対する薬物療法の第一選択薬は非定型抗精神病薬である。ハロペリドールやクロルプロマジンの経口／筋肉内投与は有効であり，緊急介入が必要な場合に用いられることが多かったが，副作用のため非定型抗精神病薬の利用頻度が増えつつある。リスペリドンとオランザピンは有効であることがオープン試験によって示唆されている。クエチアピンやほかの非定型抗精神病薬についてはまだ有効性が十分に確認されていない。

　非定型抗精神病薬の副作用は体重増加，高プロラクチン血症，錐体外路症状などである。いずれも成長途上にある患児に不利益をもたらすため，少量より開始し，無効の場合離脱性ジスキネジア予防のため時間をかけて漸減することが推奨される。高プロラクチン血症をきたす頻度が高いのは，リスペリドン（＞ハロペリドール）＞オランザピン＞クエチアピン＞アリピプラゾールであると考えられている[12]。また体重増加はオランザピンで最も多くみられる。使用前に糖耐能や糖尿病の家族歴の有無に関する評価

が必要である。定型抗精神病薬よりも頻度が低いものの，遅発性ジスキネジアや悪性症候群をきたすことがあるため，評価をしながら必要最小限の用量および期間の投与を心がける必要がある。使用量は精神病性疾患に比して少なくすむ場合が多い。

2) 気分安定薬

リチウムはプラセボ対照二重盲検試験での有効性が確認されている[18]。リチウムの使用方法は双極性障害と同様になされる（「5 気分障害」の項を参照）。バルプロ酸やカルバマゼピンなどの有効性は十分に明らかにされていないが成人症例で有効なため，抗精神病薬が無効の場合，併用することが推奨されている。

3) その他

α作動薬（クロニジン，グアンファシン）は本来高血圧治療薬であるが，ADHD，チックや攻撃的行動に対して児童思春期症例に用いられることが増えている。攻撃的行動への有効性に関する研究は少ないが，経験的に有効な症例があり用いられる。使用量や副作用については，「2 注意欠陥／多動性障害」の項を参照。

5 気分障害

1) うつ病

子どものうつ病は，学童の約2％，青年の約4〜8％にみられる障害である。男女比はほぼ1：1であるが，思春期以降では女性に多くみられる。小児期のうつ病は，喜びの著しい減退，睡眠障害など成人のうつ病と同様の中核症状を認めるが，身体愁訴，不安症状（分離不安や恐怖症），将来への希望の喪失，イライラ感，攻撃的行動，ひきこもりや幻聴も認めることが多いのが特徴である。8歳以下の子どもは，気分を客観的に伝えられず，抑うつ気分を訴えることが少ないため，普段の様子との比較が診断上重要である。児童思春期のうつ病は，ADHD，反抗挑戦性障害，不安障害

などの併存障害を持つ症例が多い。うつ状態が遷延すると，学習や仲間関係の問題が生じ健康な自我形成を妨げるだけでなく，成人期のうつ病，双極性障害，物質使用障害のリスクとなる。このため，早期の診断および治療は重要と考えられる。診断の補助および，治療経過の評価を行う上で，自記式の評価尺度のCDI（Child Depression Inventory）[22]およびDSRS-C（Birleson Depression Self-Rating Scale for Children）[3]は簡便かつ有用である。

小児のうつ病の治療は，認知行動療法や心理教育などの心理社会的治療と薬物療法が有効と考えられている。環境によるストレスが大きな要因となっている場合は，環境調整のみで軽快する例があり，特に低年齢の場合考慮されるべきである。薬物療法については，この年齢群に対する安全性と有効性が示されている薬剤は少ない。薬物療法は，精神療法が無効，症状が重篤，精神病症状を認める，反復性のうつなどの際に用いられることが推奨される。

a SSRIと自殺念慮の危険性について

2003年10月，英国医薬品庁が児童思春期の臨床試験のデータを再検討した結果，プラセボ対照二重盲検試験において，パロキセチンは大うつ病患者に対する有効性が認められず，自殺念慮のリスクを増大させることが示されたため，同国で18歳未満の大うつ病患者に対しパロキセチン投与は禁忌となった。自殺既遂例はなかったが，リスクが有益性を上回ると判断され，米国，日本も追随した。その後，米国FDAは小児などの患者を対象とした臨床試験データの分析を行い，SSRI，SNRIなどの抗うつ薬全般について，自殺行動や自殺念慮の相対リスクが高いと結論づけ，2004年10月にすべての抗うつ薬に自殺念慮／自殺企図の警告を発した。これらの措置はSSRIと自殺念慮に関する議論を引き起こし，再検討の結果SSRIが必ずしも自殺念慮や行動を増やさないことが示唆されてきた[28]。日本ではこれらの議論を受け，また国内で死亡例を認めていない，ほかに有効な治療薬が少ないなどの理由から，2006年にパロキセチンの禁忌措置は解除され，警告に変更となった[16]。

SSRIは特に治療初期において焦燥感や不安感が副作用として出現する

可能性があり，自殺行動の衝動を高める恐れがある。また，精神運動抑制の強い症例が治療に反応して気力が増し，自殺企図の危険につながりうることはSSRI治療に限ったことではない。このため，SSRIと自殺念慮や行動との関連性についてはまだ十分に解明されていないが，念のため治療初期には注意深く観察を行って診療を進めることが推奨される。

SSRIと自殺の危険性については，国内でも多くの報道がなされてきた。うつ病はプラセボによる治療反応が高くみられる疾患であるため，薬剤に対する不安は実際の治療効果を下げてしまう恐れもある。十分な説明を行い，納得と同意を得る必要があるのは言うまでもない。

b 薬物療法

Texas Children's Medication Algorithm Projectはエビデンスをもとにしたうつ病のガイドラインを作成している[13]（表8.3）。子どもにおいてもうつ病は再発率が高いため，症状が軽快した後に6～12か月間の維持療法が推奨されている。

表8.3 大うつ病性障害の薬物治療アルゴリズム[13]

Stage 0 治療の選択肢に関する診断的評価と家族への心理教育
Stage 1 SSRIの単独療法
Stage 2 ほかのSSRIの単独療法
Stage 3 SSRI以外の抗うつ薬による単独療法（TCAなど）
Stage 4 抗うつ薬を2種類組み合わせて使う（SSRI+TCAなど）
または
リチウム+抗うつ薬
Stage 5 Stage 4で用いなかった治療法
Stage 6 MAO阻害薬
Stage 7 電気けいれん療法
＊SSRI：選択的セロトニン再取り込み阻害薬　　TCA：三環系抗うつ薬

i 選択的セロトニン再取り込み阻害薬（表8.4）

セルトラリン，パロキセチン，fluoxetine（日本未発売）は児童思春期のうつ病に対する有効性が二重盲検試験やオープン試験で示されており，第一選択薬となる。フルボキサミンは欧米で大うつ病に対する適応が認め

表8.4 SSRIおよびクロミプラミンの使用量

薬剤名	1日用量（mg）	有効性が示唆される病態
フルボキサミン	50〜200	強迫性障害，不安障害
パロキセチン	10〜40	うつ病，不安障害，強迫性障害
セルトラリン	50〜200	うつ病，不安障害，強迫性障害
クロミプラミン	50〜150	強迫性障害，うつ病

られていないが，国内の調査での有効性が示唆されている[26]。

SSRIの副作用として共通するのは，頭痛，嘔気，嘔吐，下痢，焦燥感，睡眠障害，性機能障害などであり，発現の頻度は成人とあまり変わらない。SSRIを漸減する際に離脱症状が出現することがあり，めまい，頭痛，嘔吐，運動障害，不眠，振戦，食欲低下などが認められうる。

ⅱ 三環系抗うつ薬

TCAは，児童思春期の大うつ病に対する有効性を示すエビデンスが少ない。しかし，実施されているプラセボ対照二重盲検試験はいずれも対象数が少なくプラセボ反応が高く，オープン試験での有益性は確認されているため，SSRIの次に推奨される抗うつ薬である。TCAの共通した副作用で最も注意するべきは心毒性である（「2 注意欠陥／多動性障害」の項も参照）。

ⅲ ノルアドレナリン・セロトニン再取り込み阻害薬

国内で唯一認められているミルナシプランは，欧米で発売している国が少なく，児童思春期症例に関する情報は乏しい。同じSNRIであり薬理作用の似るvenlafaxineはエビデンスが少ないものの，欧米では経験的に児童思春期のうつ病に用いられ，ガイドラインでは第3stageに位置する。ミルナシプランは成人でTCAやSSRIと同程度の抗うつ効果を持ち，副作用が少ない点から，今後児童思春期の治療への拡大が期待される。

ⅳ その他の抗うつ薬

ミアンセリン，トラゾドン，マプロチリンなどその他の抗うつ薬に関しては，児童思春期のうつ病に対する有効性に関する実績が少ない。副作用

がTCAよりも少ないため，SSRIが無効な症例や，家族がSSRI治療に反対する例に用いられる可能性があり，今後の調査が待たれる。スルピリドは小児期のうつ病に多い精神病症状や消化器症状にも有効であるが，同様にエビデンスが少ない。また，副作用として高プロラクチン血症がみられるが，これが児童思春期の子どもに及ぼす身体や心理発達への長期的影響はまだ明らかとなっていないため，慎重な投与が必要と考えられる。

 v リチウム

 抗躁薬であるリチウムは成人のうつ病のaugmentation（増強）治療に用いられており，そのデータをもとに小児期のうつ病にも推奨されている。リチウムの使用上の注意は，次の「双極性障害」で詳述する。

2）双極性障害

 児童思春期の双極性障害は比較的まれとされてきたが，成人患者の多くは小児期より気分障害の症状を認められることが多く，小児期の有病率は1％にものぼる可能性が示唆されてきている[3]。ここ10年で米国では報告数が急激に増加しているが，その背景には，成人の基準を満たさない低年齢の患児が双極性障害と広く診断されていることにもよる。これらの症例は，苛立ちや行動障害が強く，躁うつ混合状態が爽快気分より多くみられ，気分や行動の変化が不安定で数日あるいは1日の中で変動がみられ，成人症例に比べて一貫した周期的な気分の変動が少ない。また，ADHDや行為障害などの併存障害を多く認め，いくつかの追跡調査では成人期に境界性人格障害，反社会的人格障害，物質使用障害と診断される症例もある。したがって，これらの特徴は，児童思春期に特有なものなのか，古典的な双極性障害とは異なる症候群なのか，成人の双極性障害との継続性については論議がある[23]。思春期以降の症例は成人の双極性障害の特徴と似ているが，幻覚や妄想を伴うことが多い。

 児童思春期の双極性障害の治療に関する研究は少なく，治療は成人に有効であるものが主に用いられる。気分安定薬と抗精神病薬を中心とした薬物療法と，心理教育，個人精神療法などを含む精神療法の組み合わせが推

奨される。またADHDを合併する場合は，中枢刺激薬と気分安定薬の併用が推奨される。

　a　リチウム
　リチウムは躁病エピソードの急性期および維持療法に有効であると考えられている。小児期での研究は少ないものの，オープン試験で6歳以上の症例に対する有効性が示唆されている[30]。小児では，腎クリアランスが高いため，1日に3〜4回の投与が推奨されており，また成人より短期間で定常状態に達しやすい。治療初期は振戦，嘔気，下痢，口渇などの副作用の出現が多いため，少量より始め，徐々に有効血中濃度（0.6〜1.2mEq/l）を目指して漸増する。成人の治療同様，投与前は血液検査（血球，電解質，甲状腺機能），腎機能検査，心電図，脳波検査（異常またはてんかんの既往が明らかな場合）を行い，投与後は血中濃度を定期的に測定することが推奨される。状態が安定した後は，維持療法を18〜24カ月行うことが推奨されている。

　b　バルプロ酸とカルバマゼピン
　バルプロ酸とカルバマゼピンはともに気分安定薬として小児の双極性障害や攻撃性に対して用いられるが，その有効性および安全性に関するデータはまだ少ない。少数例対象のオープン試験では両薬剤とも有効である可能性が示されている。バルプロ酸は特に低年齢の症例で肝不全の副作用を認めるので注意が必要である。また，20歳以下の症例に対するバルプロ酸投与は多嚢胞性卵巣のリスクを高める恐れがあり，女児への投与には注意が必要である。バルプロ酸は，てんかんの血中有効濃度と同程度かより多い用量の投与が，躁病エピソードの軽快に必要となることが多い。一方カルバマゼピンの推奨用量は明らかにされていないが，症例報告によるとてんかん治療よりも少ない量で有効な可能性がある。

　c　抗精神病薬
　抗精神病薬は，双極性障害に伴う攻撃性に対して投与される。抗精神病

薬については「4 攻撃的行動」の項を参照のこと。

6 不安障害

小児期にみられる不安障害は，分離不安障害，全般性不安障害，恐怖症，選択性緘黙，社会恐怖，強迫性障害（OCD），パニック障害，PTSDなどが含まれる。小児期の不安障害の生涯有病率は6〜20％である[1]。不安障害を持つ子どもは多くの場合，漠然とした心配や恐怖，腹痛や頭痛などの身体症状を訴えたり，頻繁に泣く，かんしゃくを起こすなど，多彩な症状を呈することがある。いくらかの心配や恐怖は各年代別に認めることができるため，不安の程度は発達段階に応じて判断する必要がある。治療は，認知行動療法，個人精神療法，家族療法，薬物療法を含む多様式の治療が推奨される[1]。不安症状が重篤で日常生活に制限を認める場合，思春期以降の症例に対しては薬物療法が積極的に考慮されるべきである。以下，OCDとその他の不安障害に分けて，薬物療法について概説する。PTSDについては，小児の研究が少なく，ほとんどが成人の研究を参考に治療ガイドラインが作成されているため，成人のPTSDの章（第5章）を参考にしていただきたい。

1）強迫性障害

小児期のOCDは，低年齢ほど強迫行為が多く，他者を巻き込むことが多い特徴を持つ。また，成人に比べると自我違和感が少ないことも指摘されている。ほかの不安障害，ADHD，PDD，気分障害，チック障害などとの併存が多い。

OCDの治療法は，認知行動療法（特に曝露を用いた治療法）と薬物療法の組み合わせが最も効果的とされており，薬物療法の研究がほかの不安障害に比べて多い。

a クロミプラミン

クロミプラミンはプラセボ対照二重盲検試験で小児OCDに対する高い

有効性が確認されている[9]。治療は3mg/kgまで増量し，少なくとも3カ月間用いることが推奨されている。心血管系の副作用のため，安全性の面ではSSRIに劣る。

b 選択的セロトニン再取り込み阻害薬

Fluoxetine（日本未発売），フルボキサミン，セルトラリンは有効であることが小児を対象とした多施設研究で示唆されている[19,25]。それぞれの薬剤の推奨用量に関するデータはないが，成人の研究からは使用可能量上限を要する症例が多く，実際に小児例でも高用量を必要とする症例がみられる。治療効果を示すのに期間がかかるため，有効性の判断は少なくとも10～12週間使用の後に行うことが推奨される。症状が軽快した後に薬物療法を中止すると，再発し維持療法を必要とする症例が多い。

2）ほかの不安障害

ほかの不安障害に関する研究はOCDに比べると少ないが，一般にSSRIの有効性が支持されており，第一選択薬となる。このうちフルボキサミンが最も多く研究され有効性が確認されている。1種類のSSRIが無効であっても，ほかの薬剤で有効な可能性があるため，複数種類のSSRIを試すことが推奨される。ベンゾジアゼピン系薬剤は，成人の不安障害での有効性が認められているにもかかわらず，小児対象の二重盲検試験では有効性がプラセボと同程度であった[7]。ベンゾジアゼピン系薬物は，不安を惹起する状況への曝露の際（例えば，登校するなど），一時的に和らげるために使用することもあるが，依存，脱抑制，鎮静などの副作用があり，実際に用いられる頻度は高くない。

■参考文献

1) Achenbach TM: Integrative Guide for the 1991 CBCL/4-18, YSR, and TRF Profiles. Burlington, VT: University of Vermont Department of Psychiatry, 1991.
2) American Academy of Child and Adolescent Psychiatry: Practice parameters

for the assessment and treatment of children and adolescents with attention-deficit/hyperactivity disorder. J Am Acad Child Adolesc Psychiatry, 2007, in press.
3) American Academy of Child and Adolescent Psychiatry: Practice parameter for the assessment and treatment of children and adolescents with bipolar disorder. J Am Acad Child Adolesc Psychiatry 46: 107-125, 2007.
4) American Academy of Child and Adolescent Psychiatry: Practice parameters for the assessment of treatment of children and adolescents with obsessive-compulsive disorder. J Am Acad Child Adolesc Psychiatry 37: 1110-1116, 1998.
5) American Psychiatric Association: Diagnostic and Statistical Manual of Mental Disorders, Fourth Edition (Text revision) (DSM-Ⅳ-TR). American Psychiatric Association, Washington, DC: 2000.（高橋三郎, 大野裕, 染矢俊幸訳：DSM-Ⅳ-TR 精神疾患の診断・統計マニュアル新訂版. 医学書院, 東京, 2003.）
6) Barkley RA: Attention Deficit Hyperactivity Disorder: A Handbook for Diagnosis and Treatment, Third Edition. The Guilford Press, New York, 2006.
7) Bernstein GA, Garfinkel BD, Borchardt CM: Comparative studies of pharmacotherapy for school refusal. J Am Acad Child Adolesc Psychiatry 29: 773-781, 1990.
8) Correll CU, Carlson HE: Endocrine and metabolic adverse effects of psychotropic medications in children and adolescents. J Am Acad Child Adolesc Psychiatry 45: 771-791, 2006.
9) Flament MF, Rapoport JL, Berg CJ, et al: Clomipramine treatment of childhood obsessive-compulsive disorder. Arch Gen Psychiatry 42: 977-983, 1985.
10) Green WH: Child & Adolescent Clinical Psychopharmacology, Fourth Edition. Lippincott Williams & Wilkins, Philadelphia, 2007.
11) Greenhill LL, Kollins S, Abikoff H, et al: Efficacy and safety of immediate-release methylphenidate treatment for preschoolers with ADHD. J Am Acad Child Adolesc Psychiatry 45: 1284-1293, 2006.
12) 橋本大彦：脳の発達に及ぼす薬物の影響. 臨床精神薬理 7: 1269-1277, 2004.
13) Hughes CW, Emslie GJ, Crismon ML, et al: The Texas Children's Medication Algorithm Project: report of the Texas Consensus Conference Panel on Medication Treatment of Childhood Major Depressive Disorder. J Am Acad Child Adolesc Psychiatry 38: 1442-1454, 1999.
14) Hunt RD, Capper S, O'Connell P: Clonidine in child and adolescent psychiatry. Journal of Child and Adolescent Psychopharmacology 1: 87-102, 1990.
15) 上林靖子, 齊藤万比古, 北道子編：注意欠陥／多動性障害－AD/HD－の診断・

治療ガイドライン.じほう,東京,2003.
16) 厚生労働省:http://www.mhlw.go.jp/shingi/2006/01/dl/s0127-9c.pdf より
17) 井澗知美,上林靖子,中田洋二郎他:The Child Behavior Checklist/4-18 日本語版の開発.小児の精神と神経41: 243-252, 2001.
18) Malone RP, Delaney MA, Luebbert JF, et al: A doubleblind placebo controlled study of lithium in hospitalized aggressive children and adolescents with conduct disorder. Arch Gen Psychiatry 57: 649-654, 2000.
19) March JS, Biederman J, Wolkow R, et al: Sertraline in children and adolescents with obsessive-compulsive disorder: A multicenter randomized controlled trial. JAMA 280: 1752-1756, 1998.
20) Michelson D, Faries D, Wernicke J, et al: Atomoxetine in the treatment of children and adolescents with attention-deficit/hyperactivity disorder: a randomized, placebo-controlled, dose-response study. Pediatrics 108: 1-9, 2001.
21) 村田豊久,清水亜紀,森陽二郎他:学校における子どものうつ病 - Birelsonの小児期うつ病スケールからの検討.最新精神医学 1: 131-138, 1996.
22) 村田豊久,堤龍喜,皿田洋子他:児童・思春期の抑うつ状態に関する臨床的研究 II. CDIを用いての検討.厚生省「精神・神経疾患研究委託費62公-3児童・思春期精神障害の成因及び治療に関する研究 昭和63年度研究報告書.pp60-76, 1989.
23) Pavuluri MN, Birmaher B, Naylor MW: Pediatric bipolar disorder: a review of the past 10 years. J Am Acad Child Adolesc Psychiatry 44: 846-871, 2005.
24) Pliszka SR, Crismon ML, Hughes CW, et al: The Texas Children's Medication Algorithm Project: revision of the algorithm for pharmacotherapy of attention-deficit/hyperactivity disorder. J Am Acad Child Adolesc Psychiatry 45: 642-657, 2006.
25) Riddle M: Obsessive-compulsive disorder in children and adolescents. British Journal of Psychiatry 35 (Suppl): 91-96, 1998.
26) 齊藤万比古,上林靖子,樋口輝彦他:マレイン酸フルボキサミン(デプロメール錠25・50)の小児のうつ病及び強迫性障害に対する特別調査.小児の精神と神経 43: 213-230, 2003.
27) Schur SB, Sikich L, Findling RL: Treatment Recommendations for the Use of Antipsychotics for Aggressive Youth (TRAAY). Part I: A Review. J Am Acad Child Adolesc Psychiatry 42: 132-144, 2003.
28) Simon GE, Savarino J, Operskalski B, et al: Suicide Risk During Antidepressant Treatment. Am J Psychiatry 163: 1898-1904, 2006.
29) US Food and Drug Administration: FDA Alert [9/2005]: Suicidal Thinking in Children and Adolescents:

http://www.fda.gov/cder/drug/infopage/atomoxetine/default.htm より
30) Varanka TM, Weller RA, Weller EB, et al: Lithium treatment of manic episodes with psychotic features in prepubertal children. Am J Psychiatry 145: 1557-1559, 1998.
31) Volkmar F, Cook EH Jr, Pomeroy J, et al: Practice Parameters for the Assessment and Treatment of Children, Adolescents, and Adults with Autism and Other Pervasive Developmental Disorders. J Am Acad Child Adolesc Psychiatry 38 (12 Suppl): 32-54, 1999.
32) Wilens TE, Spencer TJ: Combining methylphenidate and clonidine: a clinically sound medication option. J Am Acad Child Adolesc Psychiatry 38: 614-622, 1999.
33) Wing L: The Autistic Spectrum. Constable and Company, 1996. (久保紘章, 佐々木正美, 清水康夫監訳：自閉症スペクトル－親と専門家のためのガイドブック. 東京書籍, 1998.)

第9章

老年期における精神科薬物療法

入谷 修司

1 はじめに

　現在わが国は予想を超える速度で高齢化社会（65歳以上の高齢者人口が全人口の7％以上）から高齢社会（同14％以上）に移行し，さらに今後，高齢者人口割合が増加し続けることが予想されている（図9.1）。比率の増大ばかりでなく，高齢者人口実数そのものも増えているのも特徴であって，1950年には高齢者人口は400万人余りであったが，2000年にはその5倍の約2000万人を超えている。そして，2050年予測では3000万人超と予想されており，総人口の1/3が高齢者という社会となるとされている。しかしながら，65歳以上を高齢者とするのは，社会学的または行政的な定義であって，医学的な根拠があるわけでない。女性の平均余命が80歳を超えている情況にあって，65歳以上を一括して均一な集団として論ずるには無理な側面も出てきているのも事実である。そのため，young old / old old（前期高齢者／後期高齢者）といった2分割や，young old / old old / older old といった3区分でとらえる考え方もある。それは，とりもなおさず，医療現場ではいわゆる高齢者の患者が増加して，65歳以上としての一括りとしては扱えないことを示している。わが国の高齢者の特記すべき特徴の一つとして，後期高齢者またはolder oldといった80歳以上の超高齢者の増加である（表9.1）。現在85歳以上の超高齢者は200万人以上おり，社会全体

(千人)

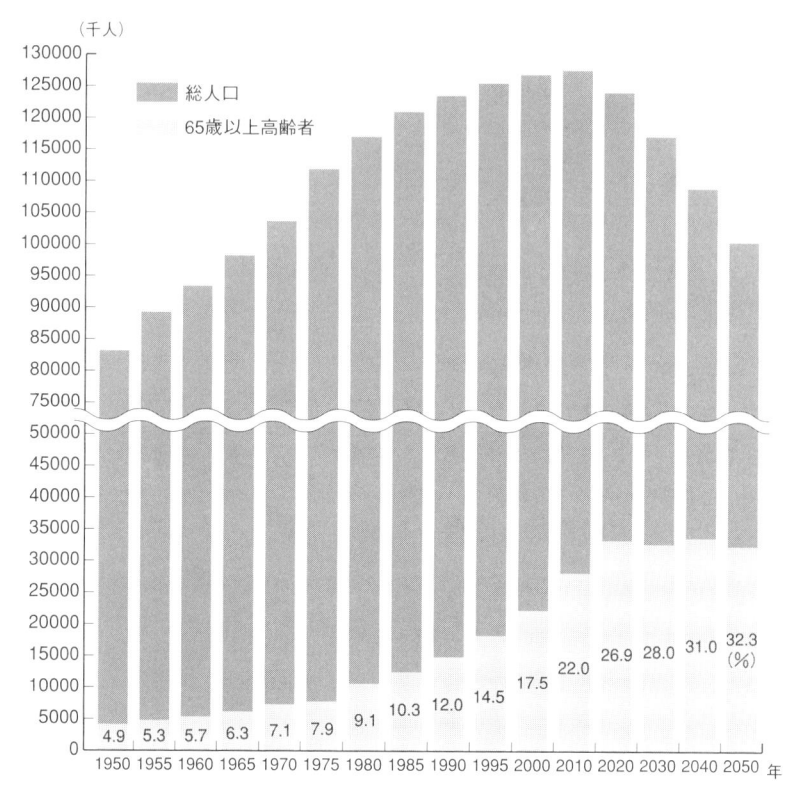

図9.1 日本における総人口と65歳以上高齢者の総数と比率

(総務庁統計局「国勢調査」、および国立社会保障人口問題研究所「日本の将来推計人口」(1997年1月1日推計)に基づいて作成)

表9.1 年代別、男女別高齢者人口の推移と各年齢層の男女比

年	65～74歳		75～84歳		85歳以上	
	男性	女性	男性	女性	男性	女性
1950	134 (44)	172 (56)	36 (38)	60 (62)	3 (30)	7 (70)
1970	236 (46)	276 (54)	77 (40)	114 (60)	9 (30)	21 (70)
1985	328 (42)	447 (58)	156 (40)	237 (60)	26 (33)	53 (67)
2000	585 (46)	684 (54)	252 (37)	431 (63)	65 (29)	161 (71)

人口の単位は万人、( )は%を示す。

(厚生統計局:国民衛生の動向. 厚生の指標, 48 (臨時増刊), 2001に基づいて作成

の高齢化に伴って，その実数も増加しつつある。従来の老年精神医学は，主に初老期や前期高齢者を対象として関心が注がれていたが，いまやその実数の増加に伴って後期高齢者にも十分な対応や関与が要請されている。

現在精神科臨床の診療に広く利用されている診断基準にアメリカ精神医学会（APA）のDSM-Ⅳ-TR[1]があるが，そこには小児期および児童期といった年齢による区分は存在するが，高齢者ないし老年期といった成人後半期を特に明記はされておらず，おしなべて成人として扱われている。しかし，加齢に伴って増加する精神疾患は多く，また成人（若年期）のそれとは異なる特徴を持っていることも多いことは述べるまでもない。高齢者における精神状態は，単に脳の老化現象といった生物学的な要素だけの反映だけではなく，若年者と比べて身体的な老化現象や，おかれている社会心理学的環境などbiological-psychological-sociological（生物学的－心理的－社会的）な要素により影響を受ける存在であることを，高齢者に関わる人全てが認識する必要がある。

老年期における精神科薬物療法にあたって大切なことは，目の前に現れている精神症状を構成する要因には様々な要素があり，薬物と直接的に関連する生物学的な要素のみでないことをまず銘記する必要がある。適切な薬物使用を考える上で，たえず様々な要素に目を向けつつ薬物使用のターゲットを意識することがより大切である。なぜなら，ひとつには高齢者は薬物に対しては，その有効安全域は狭く，よって容易に副作用が出現し，それによって波及する問題が大きいからである。それは生命予後にも影響することや新たな精神症状を出現させることもある。

老年期の精神科治療においては，脳の老化現象の生物学的理解，老年者のおかれている心理情況や社会環境，ライフスタイルの変化など全人間的な観点に立つ必要があり，その観点に立つことでこそ有効な薬物療法が展開できる。

2 老年期の精神障害

ひと言に老年期の精神障害といっても多岐にわたる（図9.2）。アルツハ

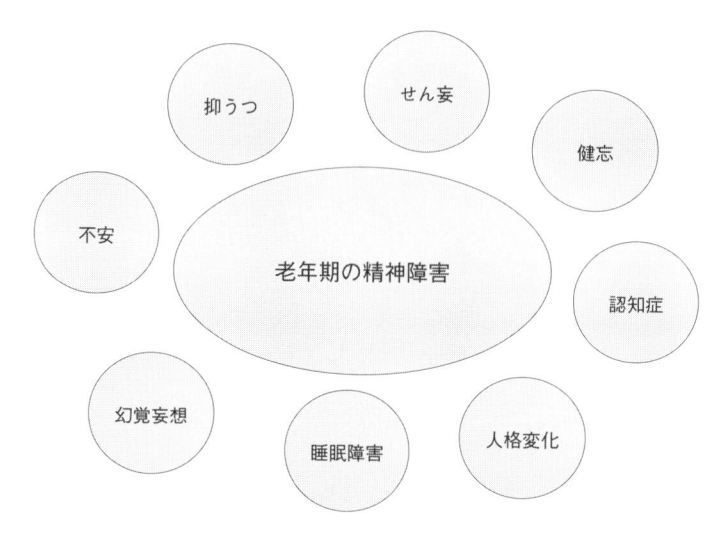

図9.2 老年期によくみられる精神症状

表9.2 老年期にみられる病態像と疾病との関係

	アルツハイマー型認知症	脳血管性認知症	うつ病	神経症
不安状態	○	○	◎	◎
抑うつ状態	○〜◎	○	◎	○
心気状態	○	○	◎	◎
幻覚妄想状態	○	○	○	△
せん妄状態	○	○〜◎	△	△
認知症症状	◎	◎	○仮性認知症として	△
人格変化	○	○〜◎	△	△

△:あまりない症状 ○:みられうる症状 ◎:ほぼみられる症状

イマー病に代表される脳変性疾患を基盤に持つ認知症，脳卒中後に起きる認知症や抑うつ症状，自殺既遂率が高いとされる高齢者のうつ病，せん妄，老年期妄想症（遅発性パラフレニー），睡眠障害，不安障害，薬物アルコール依存，身体表現性障害，人格障害（変化）など様々である。それは，アルツハイマー病のように神経病理学的な背景を持った疾患名の場合や，せん妄や妄想症のように状態像を示した疾患名，若年成人にも起きる精神障害が高齢者に起きた疾患名などがある。しかし，それぞれは独立してあ

るわけではなく，お互い重複し深く関係し，または同じ病態の違う側面をみている場合もある．例えば，認知症の一症状としてせん妄を呈しうるし人格変化もきたしうる．また，うつ病の一症状として睡眠障害や不安障害を呈することがある．症状のそれぞれが薬物治療のターゲットになりうるが，呈している精神症状のもとになっている病態をたえず把握する必要がある（表9.2）．

さらに，老年期の精神障害の特徴は，その原因が単一でなく多因性であるということと，病態形成に身体疾患の関与が大きいことである．多因性ということは，生物学的な素因ばかりでなく，前述したように心理社会的環境が大きく関与するということである．また，身体疾患の影響とは，例えば脳血管性認知症になるリスクファクターは，高血圧や高脂血症，糖尿病の放置やコントロール不良であり，また脱水などの身体的疲弊でせん妄などを誘発しやすくなる，などである．

以下，臨床でよく遭遇する老年期の疾患と，それに対する薬物治療について概括する．

3 認知症

1) 概　念

認知症とは，後天的な脳の広汎な器質的な病変によって引き起こされる症候群である．多くの認知症は慢性的に進行し不可逆的な経過をたどる．認知症の症状は，認知機能および非認知機能の両側面でみられる．認知機能とは，記憶力や判断力，理解力などをさし，非認知機能とは感情機能，意欲や欲動，人格などをさす．もちろん認知機能と非認知機能は密に連動していて，症状として分離できない．

2) 認知症の原因疾患とその薬物治療

認知症の原因となる病態には様々なものがあり，それは大きく，表9.3のように分類できる．このうち，内科疾患や脳外科的疾患に伴う認知症や薬剤によって惹起される認知機能障害は，原因疾患の治療や原因物質の除

表9.3 認知症の原因疾患

1. 変性性疾患	アルツハイマー型認知症，非アルツハイマー型変性認知症（前頭側頭型認知症，レビー小体病など）
2. 脳血管障害	脳梗塞，脳出血，硬膜下血腫など
3. 内科疾患に伴う認知症	甲状腺機能低下症，肝疾患，肺疾患，腎疾患，血液疾患，電解質異常，脱水など
4. 薬剤による認知機能障害	精神神経薬（抗精神病薬，抗てんかん薬，抗コリン薬など），抗悪性腫瘍薬など
5. その他	脳腫瘍，外傷，正常圧水頭症，進行麻痺，クロイツフェルト・ヤコブ（Creutzfeldt-Jakob）病，エイズ脳症など

表9.4 「治療可能な認知症」の主な原因疾患

頭蓋内病変	水頭症 慢性硬膜下血腫 脳腫瘍 感染症（神経梅毒，慢性髄膜炎，脳炎） 特殊な脳血管障害（膠原病，ベーチェット〈Behçet〉病，DIC，高粘度症候群など）
代謝異常・内分泌異常	低酸素状態（心疾患，呼吸器疾患） 腎不全・肝不全 電解質異常（血清ナトリウム・カルシウム，カリウム，マグネシウム） 内分泌異常（甲状腺機能，副腎機能，血糖値） ビタミン欠乏症（ビタミンB_1，B_{12}，葉酸，ニコチン酸）
中毒性疾患	薬剤（抗精神病薬，抗うつ薬，催眠鎮静薬，抗コリン薬，抗てんかん薬，抗腫瘍薬，抗パーキンソン薬，ジゴキシン，シメチジン，副腎皮質ホルモンなど） 金属（鉛，有機水銀，有機リン製剤）
精神科疾患	うつ病（仮性認知症）

DIC：播種性血管内凝固症候群

松本禎之：脳の科学2000；22（増刊）：235-240. より一部改変

去によって改善する「治療可能な認知症（treatable dementia）」とよばれている。表9.4に治療可能な認知症の一覧を示す。もちろん，これらの認知症に対する治療は原因薬物や原因疾患の除去であることはいうまでもない。臨床場面では治療可能な認知症を見逃さないことが重要である。

a アルツハイマー型認知症とその他の神経変性疾患

認知症の原因疾患として現在日本で最も頻度が高いとされているのがア

ルツハイマー型認知症である。この疾患に関しては，現在，精力的に病態解明が行われ根本的に近い新たな治療方法が考案されているが，臨床応用までにはまだ相当の時間がかかると考えられている。非アルツハイマー型変性疾患についてもアルツハイマー型認知症より以上に病態は不明なことが多く，薬物治療も対症療法にとどまっている。

b 血管性認知症

脳血管性認知症の病態，神経徴候，経過などは多彩で画一的ではなく，アルツハイマー型認知症を合併していることも多い。脳血管性認知症の治療はまず脳血管性障害の治療に準じ，高血圧や糖尿病，高脂血症，心疾患などの身体合併症のコントロールにつとめる。薬物療法として，血流改善と血栓予防としてアスピリンがよく使用される。意欲の低下や自発性の低下に塩酸アマンタジンやニセルゴリンが有効という報告がある。脳卒中後のうつ状態には，四環系抗うつ薬や選択的セロトニン再取り込み阻害薬（SSRI）が用いられる。うつ症状が改善すると認知機能の改善も期待ができる。

c 医原性

前述した治療可能な認知症の中には，薬物投与によって惹起されたものがあり，高齢者の身体合併症と他科からの服薬情況を把握することは大切になる。

3）薬物療法

アルツハイマー型認知症のような変性疾患に伴う認知症は現在のところ根本的な治療がないため，治療目標設定するためには療養や介護で何が問題になっているかを整理する必要がある。そのためには，認知症の症状を中核症状（認知症に必ず出現する記憶力や判断力，理解力の低下）と周辺症状（精神症状，行動障害）に分けて考える必要がある。周辺症状は，いわゆるBPSD（behavioral and psychological symptoms of dementia）ともよばれる。現段階では認知症の中核症状の根本的な治療は困難であるが，

BPSDは薬物治療可能性が高いと考えられる。

a 認知機能に対する薬物療法

中核症状すなわち認知機能障害に対する根本的な薬物治療は現時点ではない。表9.5に示すように，アルツハイマー型の変性認知症に対し多くの治療薬が候補になっているが，臨床的に承認されているのはアセチルコリンエステラーゼ阻害薬のみである。1970年代後半にアルツハイマー型認知症患者の脳で神経伝達物質であるアセチルコリンの低下がみいだされ，この知見に基づいてアセチルコリンを補充するために考えだされた薬物である。不足したアセチルコリンを補うことで認知機能の低下の鈍化をはかる作用があるとされている。しかしこれは，脳の変性過程そのものを停止させたり，神経細胞の脱落を防ぐ作用はないとされるため，補助療法であることには変わりない。現在わが国では，塩酸ドネペジルのみが承認されている。適応は軽度から中等度のアルツハイマー型認知症で初期量3mg，維持量は5mgである。最近（2007年），重度のアルツハイマー型認知症に対して10mg投与の適応承認が得られている。半減期は70〜80時間と長く，1日1回の投与でよい。副作用として，悪心，嘔吐，下痢などの消化器症状がある。効果には個人差があり，欧米では重度の認知症に効果がある，BPSDに有効である，介護負担を軽減する効果，施設入所を遅らせる効果などの報告[3]がある。その他，研究が進められている治療薬として，抗炎症薬，女性ホルモン，イチョウの葉エキス，ワクチン療法などがある。こ

表9.5 アルツハイマー型認知症の治療薬として試みられているもの

1. コリン作動性神経系作用薬（アセチルコリンエステラーゼ阻害薬）
2. 非コリン作動性神経伝達物質療法
3. 抗炎症薬
4. エストロゲン補充療法（女性ホルモン剤）
5. 抗酸化薬（ビタミンE，イチョウ葉エキス）
6. 抗β-アミロイドタンパク療法（ワクチン療法を含む）
7. タウ抗リン酸化療法
8. 神経栄養因子，イムノフィリンリガンド療法
9. 遺伝子療法

のうち，ワクチン療法はアルツハイマー型認知症の根本的な治療法と期待されているものであるが，臨床応用までにはいまだ未解決な部分も多く残されている。

b 精神症状／問題行動に対する薬物療法

抑うつ，幻覚妄想，せん妄などの精神症状や，徘徊，介護への抵抗といった認知症の周辺症状，いわゆるBPSDには，対症療法的に抗精神病薬，

表9.6 BPSDにおける薬物療法のガイドライン

薬剤	適応性
あらゆる薬剤	認知症のある高齢者は，薬物療法に過剰反応を示したり，あるいは効果がみられないことが多く，次のようにする。 ● 必ず成人の常用量の1/3から1/2の用量で投与を開始する ● 常にチェックを怠らず，期待する効果が出て副作用がないように用量を調節する ● 最適な結果が得られない場合は，いつでも別の薬や薬効の異なる薬剤に切り替えられるように準備しておく
抗精神病薬 　定型 　非定型	精神病症状―例，妄想，幻覚，パラノイア 焦燥状態 攻撃的
抗うつ薬 SSRI，SNRI 抗コリン作動性のあるTCAは避ける	うつ病／抑うつ状態 不安（抗不安作用のある抗うつ薬） 焦燥，中等度／重度の精神病症状
コリンエステラーゼ阻害薬	認知機能障害 さまざまな所見，ただし一部のBPSDで有用かもしれない
ベンゾジアゼピン	不安を誘発する事象が起こりそうなときに事前に投与する；睡眠／覚醒の問題 重大な副作用；長期使用はすすめられない
気分安定薬 抗けいれん薬	BPSDでの有効性については限られた根拠しかなく，副作用があるので，専門医による治療以外での使用は望ましくない
その他の薬剤	buspirone：限られたデータしかない。欧州では利用できない ガバペンチン：限られたデータしかない。不安，焦燥で使えるかもしれない β遮断薬：限られたデータしかない。専門医以外での使用は望ましくない ホルモン薬：専門医以外での使用は望ましくない 抗ヒスタミン薬：使用しない

抗うつ薬,抗不安薬,睡眠導入剤,脳循環／代謝改善剤が用いられる。国際老年精神医学会(2004)でBPSDの薬物治療法のガイドラインが提唱されている(表9.6)。介護者を悩ませるのは,認知機能(中核症状)そのものよりも随伴する精神症状や異常行動であり,BPSDをコントロールすることは患者自身や介護者のQOLを高める可能性が高い。しかしながら,認知症患者に認められる精神症状は心理的色彩が濃いために,介護情況の改善や生活環境の充実など非薬物療法的なアプローチなくしては,薬物のみだけでは治療効果は半減するばかりでなく逆効果となることもある。

i 精神症状に対する治療

認知症に伴って起きる幻覚や妄想は,統合失調症に起きるそれとは違う機序で起きていると考えられ,またその発生要因として心理社会的な要素が大きく,認知機能障害の二次的な現象とも考えられている。従来は,ハロペリドールなどのいわゆる定型抗精神病薬が使われていたが,近年は比較的副作用の少ないリスペリドン,オランザピン,クエチアピンなどの非定型抗精神病薬が使用されるようになっている。しかし,オランザピンやクエチアピンは,糖尿病患者には使用できない。

ii 抑うつ症状に対する薬物療法

抑うつ症状は認知症患者の初期の段階にみられることが多く,認知機能障害の進行に伴って目立ちにくくなる。抑うつに対しては一般に,副作用の少ないSSRIが使用されるが,吐き気や食欲不振の生じることがある。またセロトニン・ノルアドレナリン再取り込み阻害薬(SNRI)も使用されることも多い。これ以外に四環系抗うつ薬が使用されることもある。特にミアンセリンは睡眠状態を改善する働きもあるので,その目的とあわせて使用されることが多い。しかし,従来から使用されている三環系抗うつ薬(TCA)は,抗コリン作用によるせん妄の誘発や口渇,排尿困難といった副作用のため,高齢者には使うことはほとんどなくなった。もし,ほかの薬剤が無効でTCAを使用するときは,抗コリン作用の最小のノルトリプチリンを選択するべきである。中核症状の治療薬である塩酸ドネペジ

ルが有効なこともある。一般に高齢者に対して抗うつ薬を用いるときは，低用量で投与を開始し時間をかけて漸増し，十分な用量（最高治療用量）で十分な期間投与することが推奨されている。抑うつが十分に緩和された場合，6～12カ月にわたって症状の再燃がないことを確認し，既往歴などを勘案し継続か漸減を決める。

iii 不安／焦燥に対する治療

一般に認知症に伴う不安は心理社会的な要素が大きいため，環境調整が不可欠であり，薬物療法のみでは効果がない。少量のベンゾジアゼピン（BZD）系薬剤を短期間使用するのが原則であり，副作用として筋緊張低下に伴う転倒／骨折，誤嚥，過鎮静，せん妄の誘発，反跳性の不眠などが起きるため，十分な観察が必要となってくる。

iv 睡眠障害に対する治療

認知症患者の睡眠障害は，脳の睡眠調節機構の失調によってもたらされると考えられている。しかし，高齢者の場合は，睡眠時無呼吸症候群やむずむず脚症候群（restless leg syndrome），皮膚疾患による搔痒，頻尿などが不眠を引き起こしている可能性が高く，十分な観察と現疾患の除去につとめる必要がある。また，睡眠／覚醒リズムの障害は二次的にせん妄をきたす。高齢者の睡眠障害も，薬物治療とあわせ，昼夜のメリハリをつける環境調整や適度な運動などの非薬物的なアプローチもなされる必要がある。よく使用されるのは，BZD系薬剤であるが，高齢者では作用時間が短く（半減期が短く），代謝経路が単純なロルメタゼパム（ロラメット®）などの薬剤を選択すべきである。ゾピクロン（アモバン®）やゾルピデム（マイスリー®）といった持ち越し効果の少ない，また比較的筋弛緩作用の少ない非BZD系の薬剤も使用される。夜間の不穏に伴う不眠には少量の抗精神病薬が併用されることもある。

v 興奮状態に対する治療

攻撃性が高く，興奮の強い場合は，抗精神病薬に追加して，情動安定効

果を期待してカルバマゼピンやバルプロ酸ナトリウムを使用することがある。成人の通常投与量の1/3〜1/5くらいを目安に使用する。副作用として過鎮静と傾眠，失調などがある。

vi その他特記すべき非アルツハイマー型認知症の薬物治療について

非アルツハイマー型認知症の中で比較的頻度が高いのが，びまん性レビー小体型認知症である。この疾患の臨床的特徴は，無動，固縮，姿勢保持障害などのパーキンソン症状と，視覚性幻覚，進行性で動揺性の認知機能障害である。びまん性レビー小体病では，病変がパーキンソン病よりも広範に及ぶこともあって，パーキンソン病ほどL-Dopaを含むパーキンソン病治療薬の効果が良くないことがある。びまん性レビー小体病では必ずしもパーキンソン病治療薬により幻覚やせん妄が起こりやすいということはないが，びまん性レビー小体病そのもので幻覚，特に幻視やせん妄を含む一過性の意識障害が起こりやすいということがあるので，パーキンソン病治療薬の投与に際しては慎重にする必要がある。また，幻覚やせん妄が出現した場合には，その減量が必要となる。一方，びまん性レビー小体病では，しばしば抗精神病薬に過敏で，少量の抗精神病薬でパーキンソン症状が悪化することが少なくない。いわゆる定型の抗精神病薬ではその副作用としてパーキンソン症候群が出現しやすいので，パーキンソン病変を有するびまん性レビー小体病ではそのような抗精神病薬がパーキンソン症状をさらに悪化させてしまうことがある。そこで，リスペリドンのようないわゆる非定型抗精神病薬が使用されるが，効果的であるという報告や，それに反対する報告もあり，一定しない。幻視などの精神症状が軽減したにもかかわらず，パーキンソン症状が悪化する場合もあり，慎重な投与が必要である。また，レビー小体病に，アセチルコリントランスフェラーゼ阻害薬（塩酸ドネペジル）が認知機能や幻視などに効果的であるという報告[1]もある。

前頭側頭葉型認知症は，人格変化が著明で，脱抑制，無関心，常同行動，食行動異常などの特異的な精神症状や行動障害のため，介護や処遇が困難になる疾患である。最近，SSRIが脱抑制や常同行為，食行動異常に効果

表9.7 向精神薬の投与例：推奨される経口投与量*

クラス／薬剤	開始用量（mg/日）	平均目標用量（mg/日）
定型抗精神病薬（従来型）		
ハロペリドール	0.25〜0.5	1.0〜2.0
非定型抗精神病薬		
リスペリドン	0.25〜0.5	0.75〜1.75
オランザピン	2.5〜5	5〜10
抗不安薬		
ロラゼパム	0.5〜1.0	1.5〜2.0
oxazepam	5〜10	10〜30
buspirone	10	30
トラゾドン	10〜25	50〜100
抗うつ薬		
citalopram	10〜20	20
気分安定薬		
カルバマゼピン	100〜200	400〜600
divalproex	125〜250	500〜750

*処方にあたっては禁忌および起こりうる副作用に関する製品情報をチェックすること。

があるという報告[5]がされているが，さらなるエビデンスの蓄積が必要である。

　以上の各症状に使用している国際老年精神医学会が推奨している経口投与量について，表9.7に示す。アルファベットで示された薬剤は日本ではまだ承認されていない。抗うつ薬は，SSRIのフルボキサミンであれば25mg/日から開始し，100mg/日から150mg/日まで漸増量し，目標使用量とすべきであろう。

4 せん妄

1）概　念

　せん妄は，軽度から中等度の意識障害を基盤に，認知の障害，精神運動活動を主徴とする急性の器質性精神病症候群である。一般には，数日ないし1週間で回復するが，高齢者の場合は遷延することが多い。また変性疾患を基盤に持つ認知症の患者に起こるせん妄は，時として治療抵抗性のこ

とが多い。

2) 病態把握

おそらくは脳機能の低下に伴って起きることが推量されているが，その成因に関してははっきりしていない。身体合併症を持った高齢者に有意に高い頻度で起きることや，認知症患者により起きやすいことなどから，身体と脳の器質的な脆弱性が関与していることは間違いがない。図9.3にせん妄をきたしうる基礎疾患を示す。また，せん妄の誘因としては，身体因と心理環境因の二つの要素があり，いずれもが治療を進めていく上で配慮していく必要がある（図9.4）。よって，この治療も，基礎疾患のコントロールと環境調整が不可欠である。具体的な臨床像は，まとまりを欠いた行動にうとうとした元気のない活動減少型と，精神運動興奮を伴った幻覚や妄想，徘徊を呈する活動過剰型と，それらの混合した型と様々である（図9.5）。それらの基盤に，意識障害がベースにあり，意識清明になってから患者はせん妄状態のことをはっきりと覚えていることはない。

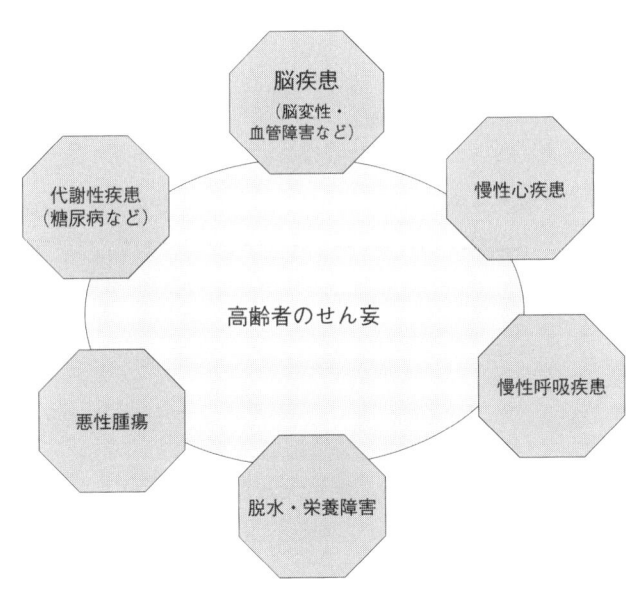

図9.3 高齢者のせん妄の背景となる身体疾患

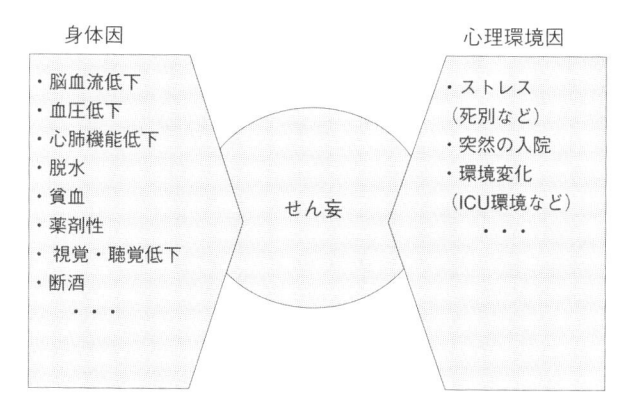

図9.4 せん妄を呈する背景因子

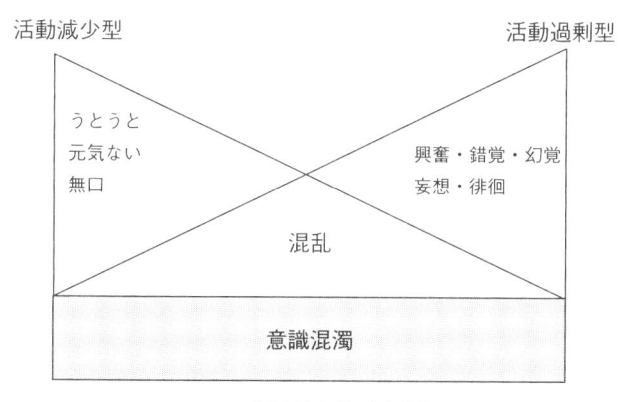

身体因
・脳血流低下
・血圧低下
・心肺機能低下
・脱水
・貧血
・薬剤性
・視覚・聴覚低下
・断酒
・・・

せん妄

心理環境因
・ストレス
（死別など）
・突然の入院
・環境変化
（ICU環境など）
・・・

活動減少型
うとうと
元気ない
無口

活動過剰型
興奮・錯覚・幻覚
妄想・徘徊

混乱

意識混濁

長谷川和夫編：老年精神医学マニュアル，金原出版，1991より改変

図9.5 せん妄の臨床像

3) 薬物治療

せん妄の薬物治療は，基礎疾患のコントロールと脱水などの誘因を除去した上で考えることになる。意識混濁がベースにあるので意識レベルの向上が第一であるが，実際臨床場面では覚醒レベルを上げることは難しく，鎮静をかけることが多くなる。多くの場合せん妄の患者は睡眠覚醒リズムがついていないため，入眠導入剤を使用して夜間の睡眠を十分にとることを治療目標にすることが一般的である。しかし，興奮が強く，本人ないし

周囲の人に安全が守れないときは，抗精神病薬を使わざるをえない。現在は，非定型精神病薬が使用されることが多く，なかでもリスペリドンには液体の形状もあるので興奮した患者にも投与しやすい。一般的に，0.5～1mgを投与して様子をみながら追加する。また，オランザピンには口腔内崩壊錠があり，興奮した患者に投与しやすい。より興奮が強く経口投与が不可で緊急を要するような状態のときは，ハロペリドールの1/2～1Aの筋肉注射やジアゼパムの1/2～1Aの筋肉注射ないし静脈注射（呼吸抑制に注意し緩徐に投与）を行うこともある。

5 老年期の抑うつ状態およびうつ病

1) 概　　念

　高齢者の精神疾患の中で，気分障害は認知症と並んで頻度が高い。高齢人口の増加に伴ってその絶対数は多くなると思われ，社会的にも医療的にもさらに関心が払われる必要がある。DSM-Ⅳ-TRやICD-10の診断基準分類では，特に高齢者の気分障害という項目はなく，若年成人との区別はされていない。しかし，高齢者の気分障害，特に抑うつ状態には，多少なりとも脳の加齢という器質的な要素があるため，なかには認知症の初期症状の場合や，脳血管障害に続発してくる場合（post-stroke depression），パーキンソン病に伴う場合などがあるため，若年成人とくらべて多元的でより総合的にとらえる必要がある。

2) 病態把握

　高齢者の場合，高齢になればなるほど遺伝的要因の関与の割合は小さくなるとされており，その一方で心理環境因や身体因，脳器質因の要素が大きいといわれている。こういった背景を理解することは，薬物治療をする上で重要である。心理社会的因子としては，人生の中での様々な喪失体験が高齢期に一気に押し寄せることがあげられ，また身体因としては心疾患やガンなどの罹患と抑うつとの合併が報告されている。脳器質因の要素として，近年のMRIなどの脳画像の研究から老年期のうつ病患者に脳血管

障害の合併が多く見出され，血管性うつ病（vascular depression）という疾患単位も提唱されている。脳血管性の要素のある高齢者のうつ病は，薬物治療で副作用が出やすいという報告もある。老年期抑うつ・うつ病の臨床症状の特徴は，若年成人のそれと比較してその非定型さがあげられる。抑うつ気分や精神運動抑止が目立たず，身体的・心気的訴えが多く（仮面うつ病），罪責・貧困・被害妄想を抱きやすい。焦燥感が目立つことも多く，自殺の既遂率も高い。

また，高齢者のうつ病患者では，その思考や行動の抑制が強くなると認知症と鑑別が困難になる場合があり，仮性認知症（仮性痴呆）ともよばれている。一方で軽度認知障害や認知症の初期症状としてうつ状態が高頻度にみられるため，より鑑別を困難にしている。

3) 薬物治療

老年期のうつ病患者では，第一選択薬としてSSRIとSNRIが推奨されている。抗うつ薬の中で従来の三環系・四環系はその副作用のため，第一選択としては高齢者には使用されなくなっている。また，随伴する不眠や不安感にBZD系の薬剤を併用することがあるが，筋弛緩作用による転倒などのリスクが伴うため必要最低限にとどめるべきである（表9.8）。気分に一致した妄想を呈するときは，抗精神病薬を少量併用する場合もある。推奨される用法は，認知症の抑うつと同じく，低用量で投与を開始し時間をかけて漸増し，十分な用量（最高治療用量）で十分な期間投与することが原則である。抑うつが十分に緩和された場合，6～12ヵ月にわたって症状の再燃がないことを確認し，既往歴などを勘案し継続か漸減を決める。

6 老年期の幻覚妄想

1) 概　念

老年期の幻覚妄想は，その背景として，前述したようにBPSDやせん妄，気分障害に伴うものなどがあるが，ここでは非器質性のいわゆる機能性の幻覚妄想について述べる。高齢期発症のいわゆる機能性幻覚妄想について，

表9.8 抗うつ薬の副作用プロフィール

1. 三環系・四環系抗うつ薬
    1) ノルアドレナリン再取り込み阻害
       振戦，頻脈，血圧上昇，性機能障害
    2) セロトニン再取り込み阻害
       消化器症状（悪心，嘔吐）
    3) ヒスタミンH_1受容体阻害
       鎮静，眠気，体重増加，低血圧
    4) ムスカリン受容体阻害（抗コリン作用）
       口渇，かすみ眼，せん妄，便秘，イレウス，認知障害，尿閉
    5) アドレナリン$α_1$受容体阻害
       起立性低血圧，反射性頻脈，降圧薬の作用増強，めまい
2. SSRI
    消化器症状（悪心，嘔吐），食欲低下，頭痛，神経過敏，性機能障害，断薬症候群，セロトニン症候群，錐体外路症状
    ・薬物相互作用による副作用
     （パロキセチン）口渇，かすみ眼
3. SNRI
    尿閉，動悸，血圧上昇，めまい，不安，異常発汗

日本老年精神医学会編：老年精神医学講座 各論．㈱ワールドプランニング，2004．

　統合失調症圏との関連でその疾患単位の扱いに様々な考え方がある。DSM-Ⅳ-TRでは従来のDSMとは異なって統合失調症の診断に年齢的な制限はなくなった。それで遅発性統合失調症（40～60歳発症），最遅発性統合失調症（60歳以上発症）といった名称を提唱する研究者もいる。それらは，従来の統合失調症と明確に区別するための意図をもっている。それとは別に，1950年代に提唱された60歳以降に発症した幻覚妄想状態の病名として，遅発性パラフレニーを一つの疾患単位で使用する人もいる。現状では，疾病術語の概念に重複や混乱があるのも確かである。いずれにしても，こういった病状の成立機序には，臨床的に何ら器質的な要素が見出されないとしても，脳の老化現象が背景にあり，また高齢者のおかれている社会心理的な影響を無視することはできない。

2) 病態把握
　老年期の幻覚妄想に関わる因子として，女性に多くみられ，未婚で，社

会的に孤立した生活や，難聴や視力障害のような感覚障害があり（すなわち外界からの情報量の低下），非社交性といった病前性格が従来からいわれている。発症頻度は，遅発性統合失調症の地域における有病率は0.5％以下といわれている。妄想内容としては，世俗的なあるいは了解可能な内容が多く，盗害妄想や嫉妬妄想，隣人とのトラブルの延長線上の被害妄想などが多い。幻覚としては，妄想に関連したような，例えば隣人から発せられる「（命令性）幻聴」や「（被攻撃的）体感幻覚」，視力障害などを背景にした錯覚に妄想的解釈を伴った「幻視」などが多くみられる。

3）薬物治療

治療は，その要素に社会心理的背景があることから環境調整が不可欠であり，その上で薬物治療を考えることになる。例えば，聴覚障害や視力障害の対策や，社会的な働きかけ，家族の疾病理解が大切である。薬物治療は統合失調症の治療に準ずるが，若年者と比較して，低用量で開始し時間をかけて観察しながら増減を行う必要がある。現在推奨されている薬物は，錐体外路症状のような副作用の少ないリスペリドン（開始0.25mg/day，最大2mg/day），クエチアピン（開始25mg/day，最大150mg/day），オランザピン（2.5mg/day，最大10mg/day），ペロスピロンといった抗精神病薬である。治療目標としては，全ての病的なものを改善するのではなく，本人の生活背景などを知った上で，幻覚妄想があったとしても苦痛のない安全で安定した生活が維持できるかがポイントとなる。一方で，副作用や身体合併症のために薬物使用が困難な場合や薬物治療抵抗性の場合は，修正型通電療法（modified-electronic convulsion therapy）を選択することもある。

7 老年期の睡眠障害

1）概　念

睡眠障害はあらゆる年代で起きうる病態であるが，高齢者の睡眠障害はほかの年代に比較して高い頻度で認められる。またうつ病をはじめ，ほか

の精神疾患の一症状として高率に認められる。睡眠中の脳波測定では，加齢に伴ってノンレム睡眠（深い睡眠）の減少と，それに伴うレム睡眠（浅い睡眠）の増加が知られている。また高齢者の生活パターンは，社会的役割の減少から時間的余裕があるため，時として生活リズムを崩しやすく，適度な身体的疲労の減少や，昼寝の増加なども夜間の睡眠に影響を及ぼす。一方で，睡眠障害というのは極めて自覚的な苦痛であって，第三者からみて十分な睡眠をとっていることが観察されていても，本人からは「寝た気がしない」「眠れなかった」といった訴えを聞くことがしばしばある。臨床場面では，本人の訴えだけではなく，できるだけ客観的な情報も必要である。また，身体状況や生活環境の情報，嗜好物，ほかの精神疾患（うつ病など）の症状としての不眠の鑑別などが必要である。合併する身体疾患，例えば頻尿で睡眠が妨げられる，皮膚疾患の掻痒感により睡眠が障害されるといったような情報も必要である。それは，睡眠をとることだけに治療者の注意が向けられてしまい，適切な薬物治療が損なわれてしまうからである。場合によっては，強迫的な睡眠に対するこだわりの思考が強調されて主訴になっていることもある。

2) 病態把握

まずは，睡眠の障害がどのようなパターンであるかを見極める。すなわち寝つきの悪い「入眠困難」，途中で醒める「中途覚醒」，明け方に目が醒める「早朝覚醒」と大きく三つのパターンに分けられる。場合によっては，三つの症状がみられることもある。そのパターンを知り，最も適切な作用時間の睡眠導入剤を選択することになる。

高齢者の不眠で留意すべき病態に，むずむず脚症候群および周期性四肢運動障害がある。むずむず脚症候群とは，安静時に下肢に蟻走感やむずむずした異常な感覚があってじっとしておれない症状をさす。周期性四肢運動障害とは，睡眠中に周期的に起きる，四肢（主として下肢）に間接の屈曲がみられる病態で，むずむず脚症候群の約9割にこの病態が合併しているといわれている。これらの病態の治療には，クロナゼパムやレボドパなどが用いられるが，詳しい病態生理は不明である。

高齢者の不眠で留意すべきもう一つの病態として，睡眠時無呼吸症候群（sleep apnea syndrome：SAS）がある。睡眠中に，10秒以上の無呼吸が5回以上/1時間，ないし30回以上/1晩 みられるものをいう。一般人口のSASの有病率は4％程度に見積もられているが，高齢者の有病率は20％以上と推定されている。睡眠時無呼吸は，覚醒反応を誘発し，覚醒反応の後に呼吸が再開される。患者は熟睡感を失い，日中の睡眠発作などがみられる。また，高齢者の場合高頻度に，高血圧などのような身体疾患を合併することが知られている。この病態治療に関しては，解剖学的な上気道の問題がある場合は耳鼻咽喉科的アプローチなどがある。今のところ適切な薬物治療法は確立されていないが，呼吸中枢促進作用のアセタゾラミドや，筋の緊張を高めるSSRIも使用されている。逆に，筋弛緩作用の強い入眠導入剤，例えばフルニトラゼパム（ロヒプノール®，サイレース®）などはSASの症状を悪化させる。

3）薬物治療

　不眠に関する治療は，BZD系による薬物療法が中心となる。その代謝時間から超短時間型，短時間型，中間型，長時間型に分類でき睡眠障害の形態によって選択する（表9.9）。注意すべきことは，高齢者の場合は，代謝スピードが遅く，翌日までに効果が持ち越しやすく，ふらつきや日中の眠気などの副作用をきたしやすいことである。また，漫然と服薬を続けると耐性を生じ，依存状態を形成し，中断によってより強い「反跳性不眠」を示しやすい。そのため，高齢者の薬物投与には，副作用に注意しつつ，その薬物の代謝産物が活性を持たず，筋弛緩作用などの弱いものを選択するのが肝要である。また，症状経過を追って，生活改善とともに睡眠覚醒リズムの確立を目指し，漫然投与を避ける努力をする必要がある。

8　老年期にみられる神経症性障害

1）概　　念

　従来診断としての神経症の疾病分類は，DSM-Ⅳ-TRでは，不安障害，

表9.9 睡眠障害に使用される薬物とその性質

	薬物名	効果発現(分)	最高血中濃度到達時間(時間)	半減期(時間)	活性代謝産物(半減時間)	筋弛緩作用
超短時間型	トリアゾラム(ハルシオン®)	10〜15	1.2	2〜4	○(4)	2+
	ゾピクロン(アモバン®)	15〜30	1	4		±
	ゾルピデム(マイスリー®)	15〜60	0.7〜0.9	2		±
短時間型	エチゾラム(デパス®)	15〜30	3	6	○(8〜16)	2+
	ブロチゾラム(レンドルミン®)	15〜30	1.5	3〜7		+
	リルマザホン(リスミー®)	15〜30	3	10	○(〜10.5)	+
	ロルメタゼパム(エバミール®, ロラメット®)	15〜30	1〜2	10		+
中時間型	フルニトラゼパム(ロヒプノール®, サイレース®)	30	0.5〜1	9〜25	○(23〜31)	2+
	エスタゾラム(ユーロジン®)	15〜30	5	24	○	+
	ニトラゼパム(ベンザリン®)	15〜45	2	27		+
長時間型	クアゼパム(ドラール®)	15〜30	3.4	36	○(40〜114)	±
	フルラゼパム(ダルメート®)	10〜30	1	65	○(47〜100)	2+
	ハロキサゾラム(ソメリン®)	5〜10	2〜4	42〜123	○	2+

宮岡 等編著:精神科 必須薬を探る.中外医学社.から一部改変

身体表現性障害,解離性障害,および気分障害の一部に含まれている。一般的に高齢者の神経症は,加齢とともに発症率が低下し,また症状が軽症化する傾向が認められている。臨床的にはうつ病との合併が多く認められ,身体的な愁訴が前景になることも多い。そして,精神科に受診する率は低く,遷延化や,再発しやすいといわれている。高齢者の臨床場面で遭遇する頻度が高いのは不安障害で,なかでも広場恐怖や社会恐怖,全般性不安障害が大部分で,強迫性障害やパニック障害は少ない。不安障害に次いで,身体表現性障害がよく遭遇するものとしてあげられ,身体表現性障害には身体化障害,心気症,疼痛性障害などが含まれる。

2) 病態把握

恐怖症はある状況や特定の環境下において強い恐怖心をいだくことを特徴とする。高齢者の場合,本来的にその社会参加の減少や生活の場の狭小化に伴い,こういった症状が起きると,社会から極めて隔絶された状況に陥ってしまう。全般性不安障害は,生活上の多くの出来事や活動について

の過剰な心配と不安が長期に持続し，自らその不安をコントロールできない状態で，易疲労性や焦燥感，身体的不定愁訴などを伴ったりする。また，実際，高血圧，虚血性心疾患，閉塞性肺疾患などの慢性身体疾患の合併も多い。そして，高齢者の特徴として30～60％の高率にうつ病を合併するといわれている。身体表現性障害は，特に高齢者に多いという報告はない。むしろ加齢と身体表現性障害との相関を否定する疫学的研究が近年報告されている。精神科コンサルテーション・リエゾン外来に他科から紹介された65歳以上の高齢者のうち約2/3が身体表現性障害と診断されている，という報告がある。身体表現性障害のうち身体化障害は反復性で多彩な著しい愁訴を特徴とするが，現在のところ薬物を含め有効な治療法はなく，粘り強い患者との治療関係形成が求められる。心気症は，自らが重篤な疾患にかかっているのではないかという過度の心配や不安な状態であるが，うつ病や不安障害と並存することが多い。高齢者の場合は特に，精神症状であるという先入観を持つことなく，身体的疾患の精査は必要である。疼痛性障害は，医学的所見が見出せない，または一致しない，慢性的で反復性の疼痛を主症状として，抑うつや不安などの症状を伴っていることが多い。

　このように，いわゆる神経症の症状の裏には高齢者が持っている特有の心理特性，すなわち喪失体験や社会からの孤立，「死」に直面するといった状況が基盤にあることを理解し，治療に際しては社会心理学的な非薬物的アプローチも重要である。

3）**薬物治療**

　高齢者の不安に対して用いられる薬物を表9.10に示す。急性で強い不安の場合はBZD系の薬が使用されることが多いが，過鎮静などの副作用に留意する必要がある。前述したように，高齢者の場合，不安に抑うつは高率に合併することもあるため，SSRIが高齢者の不安障害の第一選択薬になっている。不安が非常に強く，焦燥感や過度の緊張がみられるときは，少量の非定型精神病薬を併用することもある。

　疼痛性障害に対しては，一般的に抗うつ薬が使用される。作用機序としては，抗うつ薬が直接的な鎮痛効果を示し，あわせて併存する不安や抑う

表9.10 高齢者の不安に対して用いられる薬物

	種類／薬物	推奨用量（mg）	適応	副作用
ベンゾジアゼピン系	アルプラゾラム（ソナラックス®，コンスタン®）	0.25～1.0（4～6時間ごとに）	SAD PD GAD OCDの不安	鎮静 運動抑制
	ロラゼパム（ワイパックス®）	0.25～1（4～6時間ごとに）		
	オキサゼパム（ハイロング®）	10～20（8時間ごとに）		
三環系抗うつ薬	クロミプラミン（アナフラニール®）	10～150	PD 広場恐怖 OCD	便秘 口渇 せん妄
	イミプラミン（トフラニール®）	25～200		
	ノルトリプチリン（ノリトレン®）	25～200		
SSRI	fluoxetine（わが国では未発売）	10～40	OCD PD SAD	頭痛 嘔気
	フルボキサミン（ルボックス®，デプロメール®）	50～200		
	セルトラリン（ジェイゾロフト®）	25～200		
	パロキセチン（パキシル®）	10～40		
βブロッカー	プロプラノロール（インデラル®）	10（8時間ごとに）	PD	高血圧 徐脈
その他	buspirone（わが国では未発売*）	5～15（8時間ごとに）	GAD	悪心 吐気

＊類似のセロトニン系薬物としてセディール®がある。
GAD：全般性不安障害　　OCD：強迫性障害　　PD：パニック障害　　SAD：社会不安障害
Banazak DA：Anxiety disorder in elderly patients. J Am Board Fam Pract, 10（4）：280-289, 1997. を一部改変

つを軽減して疼痛を軽減することが考えられている。従来は，低用量のTCA（10mg程度）を漸増する使われ方をしていたが，近年は，副作用の少ないSSRIやSNRIが有効であるという報告[5]も集積してきている。

9 高齢者の薬物治療に関する注意点

薬物療法において，特に高齢者の場合に留意すべき点を表9.11に示す。薬物動態として，若年者と比較して，吸収，分布，代謝，排泄の全ての経

表9.11 高齢者における薬物療法の原則と注意点

1) 事前に薬物服用歴の聴取
2) 診断を意識した処方(漫然投与を慎む)
3) 高齢者の投与薬剤の動態に配慮
4) 初回量は少量開始(健常成人の1/4〜1/3量から)
5) 容易に副作用が出現(観察を密に)
6) できれば1日1〜2回服用処方
7) 服薬法を明確化(生活状況に合わせる)
8) 薬剤相互作用に留意(他院処方薬,市販薬使用薬などの併用/重複に留意)
9) 服薬コンプライアンス確認(服用順守の程度)

路で加齢に伴った変化があり,また薬力学的に,中枢系の薬物は過剰反応や副作用が起きやすくなることを知っておく必要がある。

　高齢者の場合は,精神疾患の要因としてその心理特性が病状に大きく影響しているため,薬物療法とあわせ,生活環境を改善し,公的な介護制度を積極的に利用するなどの非薬物的療法も同時にすすめる必要があり,そのことで薬物療法がより効果的になる。決して,薬物治療のみで完結することはないことを知っておく必要がある。

　補追:2005年4月にアメリカ食品医薬品局(FDA)は,認知症高齢者の行動障害に非定型抗精神病薬を使用することで死亡率が高くなることの警告文の配布を製薬会社に課した。臨床医は,薬物のメリット,デメリットを十分に吟味し,患者(あるいは擁護者)との信頼関係に基づいて,薬物を最小にして最大の効果をあげることの使用法を模索することが求められている。また,薬物の認可された疾患名以外の疾患に対する使用についても,十分なインフォームドコンセントのもとより慎重な対応が要求されている。

■参考文献

1) American Psychiatric Association: Quick Reference to the Diagnostic Criteria from DSM-Ⅳ-TR (Quick Reference to the Diagnostic Criteria from DSM).

Washington DC, 2000.

2) Aragona M, Bancheri L, Perinelli D, et al: Randomized double-blind comparison of serotonergic (Citalopram) versus noradrenergic (Reboxetine) reuptake inhibitors in outpatients with somatoform, DSM-IV-TR pain disorder. Eur J Pain 9: 33-38, 2005.

3) Fillit H, Hill J: The economic benefits of acetylcholinesterase inhibitors for patients with Alzheimer disease and associated dementias. Alzheimer Dis Assoc Disord 18 (Suppl 1): 24-29, 2004.

4) Simard M, van Reekum R: The acetylcholinesterase inhibitors for treatment of cognitive and behavioral symptoms in dementia with Lewy bodies. J Neuropsychiatry Clin Neurosci 16: 409-425, 2004.

5) Swartz JR, Miller BL, Lesser IM, et al: Frontotemporal dementia: treatment response to serotonin selective reuptake inhibitors. J Clin Psychiatry 58: 212-216, 1997.

■第10章

妊娠期・授乳期の精神科薬物療法

村瀬 聡美, 尾崎 紀夫

1 はじめに

　精神障害は，発症率，発症年齢，症状，経過，予後などに男女差がみられることが報告され，性差を加味した対応の必要性が説かれている[18]。なかでも，妊娠中および産後は，女性の一生のうちで最も精神障害をきたしやすい時期の一つであることが種々の研究において示されている。前章までに，さまざまな精神障害に対する薬物療法のガイドラインが示されてきたが，特に妊娠中・産後授乳期の女性に対して向精神薬を投与する場合は，胎盤を介した胎児および哺乳中の新生児への向精神薬による副作用の可能性という問題が生じる。したがって，薬物による催奇形性の可能性，乳汁に含まれる向精神薬が子どもの発達に与える影響に関する問いは，向精神薬投与を考慮せざるを得ない妊娠中・産後の女性およびその家族から尋ねられることが多い。このような場合，専門的立場からは，未治療で経過した場合の精神障害自体の女性や胎児・新生児に対するリスク（自殺企図や低栄養など）と，向精神薬自体の胎児・新生児への潜在的リスク（催奇形性や発達の遅れ）とが，常に比較検討されるべきである。すなわち，個々の症例において，向精神薬使用の利点と危険性を総合的かつ慎重に判断した結果得られる医療者の方針と，本人および家族のニーズを勘案して方針を決定することが求められる。

一方，一般的に治療効果や副作用に関する最も有用なエビデンスを与えてくれるランダム化比較試験（RCT）は，妊娠中および産後の女性を対象として行うことは倫理的にも容認しがたく，結果的に自然経過を通して得られた臨床情報に依拠せざるを得ない。したがって，一般的に古くから活用されてきた向精神薬においてはデータが豊富であるが，最近，臨床応用されるに至った向精神薬は十分なデータが乏しいという結果になっている。

本章では，このような特性を踏まえて，代表的な精神障害別に，妊娠中・産後の薬物療法について概説することとする。

2 気分障害

1) う つ 病

マタニティーブルー，産後うつ病という言葉に代表されるように，出産を契機に女性には気分の障害が生じやすい。産後うつ病は，出産を経験した女性の約15％に認められることが，諸外国およびわが国の研究によって判明している。一方，「妊娠中の女性は，しあわせな気分に満ちている」という通説とは異なり，妊娠期のうつ病も実際は決してまれではなく，その有病率は産後うつ病と同程度である。妊娠中，産後のうつ病では，悪阻などの身体症状とうつ病に伴う身体症状が混同される可能性が高いことから，症状評価に際しては，妊娠期，産後用に開発されたうつ病尺度である「エジンバラ産後うつ病自己評価票」を使用することが望ましい[1]。

a 妊娠中の薬物療法

妊娠初期は器官形成期であり，軽度から中等度のうつ病の場合，まずは薬物療法以外の治療，すなわち認知行動療法などの心理治療を選択すべきである。しかしながら，妊娠以前にうつ病に罹患し，長期間にわたり薬物療法を受けている場合，妊娠を希望して服薬を中断するとうつ病が増悪しやすい，との報告がある[2]。また，重症うつ病の場合は，薬物療法を考慮せざるを得ないことがある。

妊娠中期には循環血液量が増加するため，薬物の血中濃度が低下しやすく，薬物療法を行う場合には，可能なら薬物濃度を測定しながら，適切な薬物量を投与することが望ましい。

出産間際まで抗うつ薬が投与されていると，新生児に抗うつ薬の中止症状，すなわち，震え，けいれん，低体温などが生じることがあるため，出産数日前には抗うつ薬投与を中止すべきとの意見がある。しかしながら，この時期はうつ病発症のリスクが最も高まる時期でもあるため，どちらがより適切であるか，ケースにより慎重な判断が求められる。

b 産後の薬物療法

妊娠前にうつ病の既往のある女性，重症産後うつ病の既往のある女性，産後うつ病に反復罹患している女性は，産後5週間以内に産後うつ病を再発するリスクが高いため，出産直後から予防的に投薬を考慮したほうがよいと考えられている[9]。

c どのような抗うつ薬を使うべきか (表10.1)

三環系抗うつ薬（TCA）は，1960年代から使用されているため，妊産婦のTCA使用に関しては様々なデータが蓄積されている。30万以上の出産を扱った14の研究のメタアナリシスによれば，妊娠中にTCAを投与しても，胎児における奇形，流早産，胎児の成長阻害のリスクを高めることにはならないと結論づけられている[1]。新生児では，薬物中止症状として，抗コリン作用によるイライラ感，不眠，発熱，腹痛などが時に観察される。さらに，妊娠中からTCAを投与され出産に至った80人の子どもの追跡調査では，知能や言葉の発達の遅れはなく，問題行動が生じることはなかったと報告されている。TCAは，母乳中に移行し，子どもの体内に入りうる。母親が産後うつ病のためTCAで治療中である母乳栄養児と，人工栄養児とのコントロールスタディの結果，両群の乳幼児期の発達に差はなく，母乳栄養児において特に大きな副作用はみられなかった。しかしながら，doxepineを服用した1例のみで，傾眠傾向や浅薄呼吸が認められたとの報告があるため，TCA服用中には授乳を控えるべきであるとの見解もある。

表10.1 妊娠期，産後における抗うつ薬の選択

薬剤	妊娠中分類	授乳中の使用
三環系抗うつ薬		
アミトリプチリン	C	授乳可
イミプラミン	C	授乳可
クロミプラミン	C	授乳可
ノルトリプチリン	C	授乳可
選択的セロトニン再取り込み阻害薬		
フルボキサミン	C	おそらく授乳可
パロキセチン	C/(D)*	おそらく授乳可
セロトニン・ノルアドレナリン再取り込み阻害薬		
ミルナシプラン	データなし	データなし
その他		
ミアンセリン	B	データ不十分
ドスレピン	C	授乳可

文献4)から一部抜粋

注) 表中の「妊娠中分類」は，オーストラリア医薬品検討委員会の「妊娠中の医薬品作業部会」による。
　A：多数の妊婦により使用されており，奇形発現頻度の上昇，ヒト胎児への悪影響も証明されていない。
　B：ヒトに関するデータは不十分であるが，奇形発現頻度の上昇，ヒト胎児への悪影響は証明されていない。
　C：催奇形性はないが，ヒト胎児または新生児に悪影響を及ぼす，あるいは及ぼす可能性がある。
　D：ヒト胎児に作用して奇形，不可逆的障害発現頻度の上昇が確実，あるいは上昇が推定される。
＊2005年12月8日，米国食品医薬品局（FDA）は，パロキセチンの薬剤胎児危険度分類をCからD（ヒトの胎児に明らかに危険であるという証拠があるが，危険であっても妊婦への使用による利益が容認されるもの）へ変更した。したがって，パロキセチンは，文献4)では，Cに分類されているが，本表ではC/(D)と分類した。

　TCA服用中の授乳において，子どものために最も安全を期するためには，半減期の短い薬物を使用し，服用は夕方1回のみとして，薬物の血中濃度が最も低い日中に授乳し，夜間は人工乳で対応するなどの工夫が必要である，との見解もある[10]。

　現在，一般的なうつ病の治療には選択的セロトニン再取り込み阻害薬（SSRI）が，第一選択薬であるが，SSRIはTCAに比べて，精神科治療における歴史が新しいこともあり，妊産婦への投与の安全性が十分に検討しうるデータが得られているとは言いがたい[20]。妊娠中にfluoxetineを服用した女性と正常対照群とを比較した大規模研究によれば，流産や大奇形の頻

度に差はないが，小奇形は若干多く，妊娠後期に服用した場合は早産のリスクが増すと報告されている．フルボキサミン，パロキセチン，セルトラリンを妊娠中に服用した女性に関する同様の研究では，流産のリスクは若干高まるが，奇形の発症に差はなかったと報告されていた．しかしながら，最近行われた米国およびスウェーデンにおける疫学調査によると，妊娠初期にパロキセチンの投与を受けた女性が出産した新生児は，心血管系の異常，特に心室中隔欠損および心房中隔欠損のリスクが増加することが示されたため，米国食品医薬品局（FDA）は，2005年12月8日，ほかの治療選択肢が適切でない場合を除き，パロキセチンを妊娠初期あるいは妊娠予定の女性に処方しないよう医療従事者に対して警告を出している（http://www.fda.gov/medwatch/safety/2005/safety05.htm）．その後，この点に関しては懐疑的な報告[3,14]もされているので，今後とも読者自身でぜひ最新情報を確認していただきたい．

妊娠中にfluoxetineを投与された女性の子どもの4歳までの発達は，対照群と比較して特に差はなかったとされている．近年，抗うつ薬の母乳移行のデータが集積しており，それが総説としてまとめられている[19]．その結果によると，ノルトリプチリン，パロキセチン，セルトラリンは母乳移行が少ないとの結果が得られており，これら3剤が産褥期うつ病に罹患し，かつまた母乳を与える場合には推奨されている．

SSRIの乳児への副作用の報告は少なく，生後6週間の乳児に胃腸症状が出たというケースレポートがあるのみである．フルボキサミン，fluoxetineを授乳期に投与された子どもの発達を幼児期まで追跡したところ，特に問題は認められなかったと報告されている．このように，現在までのところ，SSRIの妊産婦への使用に関しては，パロキセチンを除き重篤な副作用の報告はないが，今後，さまざまなデータが蓄積され，妊産婦および児への安全性がさらに検討される必要があるだろう．

西洋オトギリ草（St. John's wort）は，軽度から中等度のうつ病および強迫性障害において有効性が確認されており，サプリメントとして薬店などでも手軽に手に入るようになってきた．しかし，薬物に比して薬草などは副作用が少ないという俗説が流布している一方で，ラットなどを用いた

動物実験では，投与群の子どもに神経発達の遅れが軽度認められており，ヒトにおける十分なデータもないことから，安易な服用はすすめるべきではない[8]。

2) 躁うつ病

妊娠中に躁うつ病が初発，躁状態が再発することはまれであると考えられているが，いったん発症すると重篤であることが多い。一般的に，躁うつ病は服薬の中断，特に急激な中断により再発しやすいが，妊娠中も同様であるため，躁うつ病に罹患している女性の妊娠に際しては，妊娠に伴い母子に生じうる様々なリスクが話し合われる必要がある。

a 妊娠中の薬物療法

妊娠に際して，薬物を中断するという選択がなされた場合，あるいは予期せず妊娠が判明した場合は，急激に服薬を中断しないこと，少なくとも妊娠初期までは予防的投与が望ましい[7]。万が一，再発したときには，服薬を再開する必要があること，その場合には，妊娠前の服用量よりも大量の薬物が必要となる可能性が告げられる必要がある。一方，妊娠に際して，薬物を継続するという選択がなされた場合は，単剤投与とし，有効血中濃度を最低限に保つよう常にモニターする必要がある。産後の再発予防のため，妊娠後期から予防的投薬の必要があるとの意見もあるが，出産に際してまれではあるが，児に中毒症状（特に後述するリチウムの場合）が生じることがあるため，出産前には1/2から1/4にまで減量することが望ましいとされている[17]。

b 産後の薬物療法

出産による循環動態の急激な変化により，薬剤の血中濃度（特に後述するリチウムの場合）は常にモニターされるべきである。また，躁うつ病再発のリスクが高い女性に対しては，48時間以内に予防的投与が望ましいという見解があるが，薬物以外では，電気けいれん療法（ECT）が有効であるとの報告がある。

c どのような気分安定薬（mood stabilizer）を使うべきか（表10.2）

第一選択薬はリチウムである．妊娠初期に服用した場合，心臓におけるEbstein奇形のリスクが生じる可能性があるが，出産数1000～2000あたり1例程度出現するのみであり，非常にまれである[6]．妊娠中期から後期にかけてリチウムを服用した女性の子ども60人を5年間追跡調査したところ，特に発達の遅れは認められていない．リチウム服用中の授乳に関しては様々な見解があるが，新生児期および乳児が感染症などに罹患している場合には中毒症状が生じやすいというケースレポートがあるため，そのような場合には避けるべきであろう．カルバマゼピン，バルプロ酸を妊娠中に服用すると，二分脊椎をはじめとする先天奇形の危険性が高まる．神経管欠損は，胎児の1～2%に認められるが，その予防のため，妊娠初期に葉酸投与をすすめる意見もある[15]．米国小児医学会は，カルバマゼピン，バルプロ酸服用中の授乳を禁忌とはみなしていないが，カルバマゼピン服用中は，児の黄疸，傾眠，嘔吐，哺乳力低下などが生じやすいとの報告があるため，児を十分モニターしながら使用する必要がある．

表10.2 妊娠期，産後における気分安定薬の選択

薬剤	妊娠中分類	授乳中の使用
リチウム塩 　炭酸リチウム	D（Ebstein奇形）	見解は分かれる
抗てんかん薬 　カルバマゼピン	D（神経管欠損）	児を十分モニターすれば可 （黄疸，傾眠，嘔吐，哺乳力低下など）
バルプロ酸	D（神経管欠損）	授乳可

注）妊娠中分類に関しては，表10.1を参照のこと．　　　　　　　　　　文献4)から一部抜粋

3 精神病性障害（統合失調症および産後精神病）

薬物療法の進歩により，入院治療から外来中心の治療へと移行するに伴い，統合失調症に罹患しながらも，妊娠，出産を経験する女性が増えてきている．母親になることで社会的な偏見から解放され，メンタルヘルスに良い影響が与えられる女性がいる一方で，望まない妊娠であったり，子育

てがストレスとなったりして，病状が悪化する女性も存在する。子どものニーズを汲み取ることが必要とされる子育ては，統合失調症に罹患した女性にとっては困難なことが多いため，周囲の人々による育児支援は必要不可欠である。

a 妊娠中の薬物療法

妊娠中に適切な薬物治療を受けていなかった統合失調症の母親の子どもは，健常群と比較した場合，出産時の産科合併症が多いこと，出生時体重が少ないことなどが報告されている[13]。現在，統合失調症の治療においては，非定型抗精神病薬が主流であるが，計画的に妊娠する場合には，安全性に関するデータが十分得られているハロペリドールなどの薬剤に切り替え，維持量は必要最小限度にまで減量すべきである。しかしながら，このような高力価の抗精神病薬は錐体外路症状を誘発しやすく，薬剤を切り替える際に症状が再燃しやすい，とも報告されているため，十分注意が必要である。妊娠中期には，循環血液量が増加することから，薬物濃度を慎重にモニターしなければならない。新生児に中止症状が生じる危険性はあるものの，妊娠後期においても服薬継続が望ましいと考えられている。

b 産後の薬物療法

新生児の中毒症状には十分注意を払うべきである。抗精神病薬は，母乳中，新生児の血液中には非常に低濃度でしか検出されないが，抗精神病薬服用中の授乳に関して，より慎重を期するのであれば，抗うつ薬服用中の授乳における注意点で述べたような対応が望ましいであろう。

躁うつ病の既往のある女性は，産後精神病に罹患するリスクが高いとされており，薬物療法としては，前述した気分安定薬と抗精神病薬を使用する。

c どのような抗精神病薬を使うべきか（表10.3）

低力価の抗精神病薬であるクロルプロマジンは，1日200mgまでの服用であれば，催奇形性の問題，子どもの発育への影響はまず問題ないと考え

表10.3 妊娠期, 産後における抗精神病薬の選択

薬剤	妊娠中分類	授乳中の使用
従来型抗精神病薬		
クロルプロマジン	C	少量 (1日量500mg未満) なら授乳可[*]
thioridazine	C	少量 (1日量500mg未満) なら授乳可[*]
トリフロペラジン	C	少量 (1日量25mg未満) なら授乳可[*]
ハロペリドール	C	少量 (1日量10mg未満) なら授乳可[*]
ドロペリドール	C	少量 (1日量10mg未満) なら授乳可[*]
フルフェナジン	C	少量 (1日量10mg未満) なら授乳可[*]
ピモジド	B	少量 (1日量10mg未満) なら授乳可[*]
非定型抗精神病薬		
オランザピン	B	データ不十分
クエチアピン	B	データ不十分
リスペリドン	B	データ不十分

文献4)から一部抜粋

注) 妊娠中分類に関しては, 表10.1を参照のこと.
＊日本人を対象としたデータではないので注意が必要である.

られている. 1日500mg以上の服用で, 新生児における呼吸逼迫, チアノーゼ, 錐体外路症状が生じたという報告があるため, 妊娠後期にクロルプロマジンを減量するか, ほかの薬剤に切り替えるという選択が望ましい. 高力価の抗精神病薬であるトリフロペラジン服用による催奇形性は問題なく, 妊娠初期の服用による子どもの知能および発育への影響は特に認められていない. 同じく高力価の抗精神病薬であるハロペリドールは, 妊娠初期に低用量の服用の既往のある女性を対象とした大規模研究によると, 特に催奇形性の問題は認められていない[5]. フルフェナジンに関しては, 限られたデータしかないが, 特に催奇形性および新生児に対する影響はないと考えられる. これらの従来型抗精神病薬服用中の授乳に関しては, 扱っているサンプルサイズが小さく, 研究の数も非常に少なく, 一定の見解を述べることは難しいが, 服用量が少量であればほぼ問題ないと考えられている. 授乳したいという希望が強い場合は, 抗うつ薬服用中の授乳の項目で述べた方法に準じることが望ましいであろう.

　非定型抗精神病薬の胎児への安全性のデータは現時点では非常に限られている. オランザピンの催奇形性に関する報告はさまざまである[5]. リスペリドンは, 症例報告およびNTIS (National Teratology Information

Service）の報告によれば，ほぼ安全であると推測されるが，いまだ十分なデータとは言えない[13]。Clozapineに関しては，催奇形性の高さに関する報告，出産前後の児の心拍数変動が減少したとの報告がある。一方，非定型抗精神病薬服用時の授乳の安全性に関しては，検討するに足る十分なデータがないので，子どもへのリスクを回避する意味で，授乳は避けるべきであろう。

4 不安障害

妊娠中は，不安が高まりやすい時期でもある。不安障害に関しては，妊娠中の症状の改善，増悪に関しては一定の見解をみない。産後は，不安障害は増悪すると報告されている。

a 妊娠中の薬物療法

抗不安薬投与はできる限り避け，認知行動療法などの心理治療を優先すべきである。重症例で薬物を使用せざるを得ない場合は，短時間作用型ベンゾジアゼピン（BZD）を最小用量で用いるべきである[4]。

b 産後の薬物療法

妊娠中，特に妊娠後期から出産時にかけて抗不安薬を服用していた場合には，新生児における離脱症状を十分チェックする必要がある。

c どのような抗不安薬を使うべきか（表10.4）

BZDと口蓋裂，口唇裂との関連性は現在はほぼ否定されているが[12]，比較的歴史の新しい抗不安薬に関しては，妊産婦のデータは不十分である。プロメタジンなどの抗ヒスタミン剤は，一部の薬剤を除き，先天性奇形のリスクを高めることはないので，妊娠中の不眠時に頓服として用いることができる。授乳に関しては，短時間作用型BZDの頓用であれば，おそらく問題はないが，児の状態を十分モニターする必要がある[10]。

表10.4 妊娠期，産後における抗不安薬の選択

薬剤	妊娠中分類	授乳中の使用
アルプラゾラム	C	頓服なら可。長期使用は要注意。児の傾眠をモニターする
ブロマゼパム	C	頓服なら可。長期使用は要注意。児の傾眠をモニターする
ロラゼパム	C	頓服なら可。長期使用は要注意。児の傾眠をモニターする
ジアゼパム	C	頓服なら可。長期使用は要注意。児の傾眠をモニターする 短時間作用型ベンゾジアゼピン剤のほうがよい
フルニトラゼパム	C	頓服なら可。長期使用は要注意。児の傾眠をモニターする 短時間作用型ベンゾジアゼピン剤のほうがよい
ニトラゼパム	C	頓服なら可。長期使用は要注意。児の傾眠をモニターする 短時間作用型ベンゾジアゼピン剤のほうがよい
トリアゾラム	C	頓服なら可。長期使用は要注意。児の傾眠をモニターする
ゾピクロン	C	頓服なら授乳可

注) 妊娠中分類に関しては，表10.1を参照のこと。　　　　　文献4)から一部抜粋

5　おわりに

　以上，精神障害別に，妊娠中・産後の薬物療法に関して述べてきた。これらはあくまでも現時点での知見であり，新たに臨床応用された向精神薬を主として情報はいまだ十分とは言えず，統一見解が得られていない部分も大きい。今後も，RCTを実施することは事実上不可能であり，個々の自然経過から得られた知見を蓄積することが重要である。また，薬物療法以外の認知行動療法や対人関係療法といった心理社会的治療の有用性が立証されつつある。例えば，うつ病性障害では中等度以上の重症度あっても，認知療法が抗うつ薬と同等の効果を有するが，認知療法の効果は治療者の技量に依存することが立証されている[11]。薬物療法以外の心理社会的治療を希望する患者・家族が多いことも鑑みると，必要に応じて，十分な技術を伴った心理社会的治療を提供できる体制を整えることが重要であろう。

　本稿の作成中に妊娠中のパロキセチン服用と先天奇形との関係性に関する情報がもたらされるなど，この分野においては時々刻々新たな情報がもたらされることが多い。したがって，我々は，本人および家族のニーズを十分に汲み取った上で，個々のケースの特殊性を十分考慮に入れ，常に最

新かつ最良の科学的知見を求めることで,精神障害に罹患した女性と誕生してくる子どものために最も良い選択肢を模索すべきであろう。

■参考文献

1) Altshuler LL, Cohen L, Szuba MP, et al: Pharmacologic management of psychiatric illness during pregnancy: dilemmas and guidelines. Am J Psychiatry 153: 592-606, 1996.
2) Altshuler LL, Hendrick V, Cohen LS: Course of mood and anxiety disorders during pregnancy and the postpartum period. J Clin Psychiatry 59 (suppl 2): 29-33, 1998.
3) Alwan S, Reefhuis J, Rasmussen SA, et al: Use of Selective Serotonin-Reuptake Inhibitors and the risk of birth defects. NEJM 356: 2684-2692, 2007.
4) オーストラリア治療ガイドライン委員会:妊婦と授乳.(NPO法人医薬ビジランスセンター,名古屋市立大学医学部精神医学教室 編訳:向精神薬治療ガイドライン.NPO法人医薬ビジランスセンター,大阪,pp227-239, 2001.
5) Briggs GG, Freeman RK, Haffe SJ: Drugs in Pregnancy and Lactation: A reference guide to fetal and neonatal risk. 5th ed. Radcliffe Medical Press, Oxon, 2000.
6) Cohen LS, Friedman JM, Jefferson JW, et al: A re-evaluation of risk of in utero exposure to lithium. JAMA 271: 146-150, 1994.
7) Cohen LS, Rosenbaum JF: Psychotropic drug use during pregnancy: weighing the risks. J Clin Psychiatry 59: 18-28, 1998.
8) Costa LG, Steardo L, Cuomo V: Structural effects and neurofunctional sequelae of developmental exposure to psychotherapeutic drugs: experimental and clinical aspects. Pharmacol Rev 56: 103-147, 2004.
9) Cox JL, Murray D, Chapman G: Prevalence of postnatal depression. Br J Psychiatry 163: 27-31, 1993.
10) Craig M, Abel K: Prescribing for psychiatric disorders in pregnancy and lactation. Best Pract Res Clin Obstet Gynaecol 15: 1013-1030, 2001.
11) DeRubeis RJ, Hollon SD, Amsterdam JD, et al. Cognitive therapy vs medications in the treatment of moderate to severe depression. Arch Gen Psychiatry 62: 409-416, 2005.
12) Dolovich LR, Addis A, Vaillancourt JMR, et al: Benzodiazepine use in pregnancy and major malformations or oral cleft: meta-analysis of cohort and

case-control studies. BMJ 317: 839-843, 1998.
13) Howard LM: Fertility and pregnancy in women with psychotic disorders. Eur J Obstet Gynecol Reprod Biol 119: 3-10, 2005.
14) Louik C, Lin AE, Werler MM, et al: First-trimester Use of Selective Serotonin-Reuptake Inhibitors and the risk of birth defects. NEJM 356: 2675-2683, 2007.
15) MRC Vitamin Study Research Group: Prevention of neural-tube defects: results of the Medical Research Council vitamin study. Lancet 338: 131-137, 1991.
16) 岡野禎治, 村田真理子, 増地聡子他：日本版エジンバラ産後うつ病自己評価票（EPDS）の信頼性と妥当性. 精神科診断学 7: 525-533, 1996.
17) Pinelli JM, Symington AJ, Cunningham KA, et al: Case report and review of the perinatal implications of maternal lithium use. Am J Obstet Gynecol 187: 245-249, 2002.
18) 臼井比奈子, 尾崎紀夫：精神障害と性差医療. 臨床と研究 82: 61-65, 2005.
19) Weissman AM, Levy BT, Hartz AJ, et al: Pooled analysis of antidepressant levels in lactating mothers, breast milk, and nursing infants. Am J Psychiatry 161: 1066-1078, 2004.
20) 吉田敬子, 山下洋：妊娠出産に関連する精神症状に対する薬物療法. 臨床精神薬理 3: 139-146, 2000.

■第11章

向精神薬の等価換算

稲垣 中, 稲田 俊也

1 等価換算とは

　2007年8月1日現在, わが国の精神科診療では29種類の経口抗精神病薬, 2種類の持効性抗精神病薬（デポ剤）, 10種類の抗パーキンソン薬, 16種類の抗うつ薬, 42種類の抗不安薬／睡眠薬（ベンゾジアゼピン系抗けいれん薬を含む）の使用が可能である。これらの向精神薬は原則として単剤で使用することが推奨されているが, わが国では多数の患者が向精神薬の多剤併用治療を受けており, とりわけ同種同効薬の多剤併用は世界に類をみないわが国の特徴の一つとなっている。その中でも, 統合失調症患者における抗精神病薬の多剤併用は特に著しく,「抗精神病薬の多剤大量投与」[1]として問題視されている。

　表11.1は, ある実在の患者Aの受けていた処方内容である。患者Aは5種類の抗精神病薬, 2種類の抗パーキンソン薬, 7種類の抗不安薬／睡眠薬の合計14種類の向精神薬が処方されており, それぞれの薬剤の投与量も決して少なくない。必然的に全体としての向精神薬の投与量も極めて多いと考えられる。このような状況で, 患者やその家族が主治医に対して,「どのくらいの量の薬を飲んでいるのか」と質問した場合, 処方している当の主治医が全体の向精神薬の概算投与量を把握して投与しているかどうかが問題となる。もちろん, 概算投与量がわからないではすまされる問題では

表11.1 症例Aの処方

薬剤名	1日投与量 (mg)	クロルプロマジン換算投与量 (mg)	ビペリデン換算投与量 (mg)	ジアゼパム換算投与量 (mg)
抗精神病薬				
ハロペリドール	18	900		
スルトプリド	1800	900		
リスペリドン	10	1000		
ゾテピン	100	150		
レボメプロマジン	300	300		
抗パーキンソン薬				
ビペリデン	6		6	
トリヘキシフェニジル	6		3	
抗不安薬／睡眠薬				
アルプラゾラム	1.2			7.5
ブロムワレリル尿素	600			6
ニトラゼパム	10			10
フルニトラゼパム	6			30
ブロチゾラム	0.75			15
クロナゼパム	1			20
ゾピクロン	10			6.7
合計		3250	9	95.2

なく，何らかの指標を用いて全体の投与量を示す必要があることはいうまでもない。

　精神科の日常臨床では遅発性ジスキネジアや高プロラクチン血症などといった副作用が出現した場合に抗精神病薬の切り替えを，服薬コンプライアンスの問題がみられた場合に経口抗精神病薬からデポ剤への切り替えを考慮する場合があるが，このような場合にも再発や副作用のリスクを最小限にするために，全体の処方量を示す指標が有用な臨床ツールとなりうる。また，臨床研究では多数の患者の処方データを扱うことがあるが，このようなときにもやはり全体の投与量に関する指標が必要となる。

　向精神薬の多剤併用は副作用や患者のQOL（quality of life）などの面で不利益をもたらす可能性があるので，近年になって処方の減量・単純化が推奨されるようになってきた。しかし，向精神薬の減量・単純化を無造作に行うと，離脱症状や精神症状の悪化などといった，当初の思惑と異なっ

た結果がもたらされる可能性が指摘されており，減量・単純化を行う前に大まかな処方調整の方針を立てておくことが必要不可欠である．適切な方針を立てるためには，まず，問題の患者にどの程度の向精神薬が投与されているか，すなわち全体の処方量を把握する必要がある．

　向精神薬の等価換算とは，以上のような様々な状況で用いられる．各患者が投与されている抗精神病薬，抗パーキンソン薬，抗うつ薬，抗不安薬／睡眠薬はそれぞれ「換算表」に基づいて，カテゴリーごとの基準薬剤に換算・集計できる．抗精神病薬に関してはクロルプロマジン，あるいはハロペリドールが，抗パーキンソン薬に関してはbenztropine（本邦では発売中止）やビペリデンなどが，抗うつ薬に関してはイミプラミン，あるいはアミトリプチリンが，抗不安薬／睡眠薬に関してはジアゼパム，ロラゼパム，あるいはフェノバルビタールがそれぞれのカテゴリーの基準薬剤とみなされており，例えば前述の患者Aでは「抗精神病薬をクロルプロマジン換算で3250mg/日，抗パーキンソン薬をビペリデン換算で9mg/日，抗不安薬／睡眠薬をジアゼパム換算で95.2mg/日投与されている」（表11.1）と要約できる．

　現在までに様々な向精神薬の換算表が公表されているが，これら全てを紹介することは事実上不可能である．そこで，本稿では数ある換算表から著者らが作成した稲垣・稲田による2006年版の等価換算表[3]を紹介・解説する．なお，等価換算に特に大きな関心を持ち，理解を深めたい読者は，「向精神薬の等価換算」シリーズ[1,3]，および「各種ガイドライン・アルゴリズムから学ぶ統合失調症の薬物療法」[2]，あるいは「臨床精神神経薬理学テキスト」[1]などを参照されたい．

2　抗精神病薬の等価換算

　抗精神病薬は，抗精神病作用や鎮静作用から錐体外路症状惹起作用に至る多彩な薬理学的作用を有している．これまでに60以上公表された抗精神病薬の等価換算の大半は基本的には概括的な抗精神病作用を評価したものと考えられるが，換算値決定の根拠や評価対象とした薬理作用（薬効）な

表11.2 抗精神病薬の等価換算表—稲垣・稲田2006年版— (mg)

アリピプラゾール	4	ペルフェナジン	10
ブロムペリドール	2	ピモジド	4
カルピプラミン	100	ピパンペロン	200
クロルプロマジン	100	プロクロルペラジン	15
クロカプラミン	40	プロペリシアジン	20
clotiapine（発売中止）	40	クエチアピン	66
clozapine（本邦未発売）	50	レセルピン	0.15
フルフェナジン	2	リスペリドン	1
ハロペリドール	2	スピペロン	1
レボメプロマジン	100	スルピリド	200
モペロン	12.5	スルトプリド	200
モサプラミン	33	thioridazine（発売中止）	100
ネモナプリド	4.5	チアプリド	100
オランザピン	2.5	チミペロン	1.3
オキシペルチン	80	thiothixene（発売中止）	3.3
perazine（発売中止）	100	トリフロペラジン	5
ペロスピロン	8	ゾテピン	66

どを明示していない等価換算も多数存在する。

　いわゆる従来型抗精神病薬の多くは主としてドパミン受容体遮断作用によって抗精神病作用を発揮しているものと考えられており，また統合失調症治療における従来型抗精神病薬の臨床投与量とドパミンD_2受容体に対する親和性に強い相関があるという実験的事実から，抗精神病薬の等価換算がドパミン受容体に関する基礎薬理学的データに基づいて作成されたと誤解している研究者や臨床医が少なからず存在する。しかし，現実にはこれまで等価換算作成の資料とされてきたデータの大半は二重盲検比較対照試験を中心とした臨床データであって，基礎薬理学的データに基づいて作成された等価換算はほとんど存在せず，しかもそれらの換算値は臨床的事実より乖離していることがすでに指摘されている。表11.2と表11.3はそれぞれ著者らが2006年に公表した経口抗精神病薬と持効性抗精神病薬の等価換算表であるが，これらは，①従来の等価換算表に関する文献レビュー（エキスパート・コンセンサス）と，②主として日本国内で実施された二重盲検試験のデータ（エビデンス）の双方に基づいて著者らが作成したものであり，根拠に基づく医療（evidence based medicine）という視点から，現

表11.3 持効性抗精神病薬の等価換算表－稲垣・稲田2006年版－

経口抗精神病薬	持効性抗精神病薬
クロルプロマジン　100mg/日	
＝ハロペリドール　2mg/日	＝fluphenazine enanthate（発売中止）7.5mg/2週
＝フルフェナジン　2mg/日	＝デカン酸フルフェナジン　7.5mg/2週
	＝デカン酸ハロペリドール　15mg/2週

時点で最も妥当性が高い等価換算表と考えられる。

表11.2と表11.3の等価換算表によれば，例えば1日にハロペリドールを18mg，スルトプリドを1800mg，リスペリドンを6mg，クロルプロマジンを300mg併用投与されている統合失調症患者の処方は，「1日にクロルプロマジン換算で，900＋900＋600＋300＝2700mgの抗精神病薬が投与されている」といったように単純化できる。また，1カ月に1回90mg程度のデカン酸ハロペリドールを投与されている場合は，概ね1日あたり6mgのハロペリドールの経口投与に相当すると見なすことができる。

非定型抗精神病薬が広く使用されるようになった2002年以降の各種ガイドラインでは，この等価換算に対する考え方や取り扱い方が多様になってきている。例えば2003年に出版されたエキスパートコンセンサスガイドラインシリーズの「精神病性障害薬物治療の最適化」では，ハロペリドールやリスペリドンを基準薬剤として，これらの主要用量ごとに切り替えの際の目安となる換算値が示されているが，抗精神病薬同士の力価の比が一定の値で示されておらず，全体として統合を欠くという印象は否めない。また，現実には非定型抗精神病薬同士の二重盲検比較試験が数多く行われ，これらの研究デザインを決定する際には各非定型抗精神病薬同士の等価用量に相当するものが検討されているにもかかわらず，Patient Outcomes Research Team（PORT）の治療推奨（2003），米国精神医学会実地ガイドライン（2004），Maudsley処方ガイドライン（2005～2006）など代表的な英米の薬物治療ガイドラインでは等価換算の対象が定型抗精神病薬のみに限定され，非定型抗精神病薬については換算値が示されなくなっている。定型であれ非定型であれ，抗精神病薬の切り替えは日常臨床では頻繁に行われており，各種ガイドラインでも選択した治療薬で良好な反応が得

られなかったり，耐えがたい副作用がみられた場合に抗精神病薬の切り替えを行うという選択肢が示されているにもかかわらず，その際の概算用量が提示されないのは，いかに非定型抗精神病薬の受容体親和性の特性が様々であれ，実地臨床で利用するガイドラインとしてはやや不便だという感は否めない。何よりも前述したようにわが国では多剤大量投与の問題が指摘されており，エビデンスに乏しい非定型抗精神病薬同士の併用も数多くみられることから，これらの概算投与量を把握する際には科学的エビデンスに基づいた等価換算が有用であるという現状は，非定型抗精神病薬が普及した現在でも変わりはない。

3 抗パーキンソン薬の等価換算

抗精神病薬ほど多くはないものの，抗パーキンソン薬に関してもいくつかの等価換算表が存在し，臨床研究や臨床実地において使用されている。抗パーキンソン薬は，①ビペリデン，トリヘキシフェニジル，プロメタジン，プロフェナミン，ピロヘプチン，メチキセンやマザチコールなどといった抗コリン薬，②ジフェンヒドラミンやヒドロキシジンなどといった抗ヒスタミン薬，③アマンタジン，L-ドパやブロモクリプチン，ペルゴリド，セレギリン，カベルゴリンなどといったドパミン作動薬，と大きく三つのカテゴリーに分けられるが，抗精神病薬によって惹起された薬原性錐体外路症状の治療では通常は抗コリン薬，抗ヒスタミン薬，およびアマンタジンのいずれかしか使用されないので，精神科領域における抗パーキンソン薬の等価換算の対象薬はこれらに限定される。

抗精神病薬と同様に，抗パーキンソン薬の換算値も決定した根拠が明らかにされていなかったり，評価対象となる薬理作用（薬効）が特定されていないという問題点があったが，著者らは，①わが国および海外で実施された臨床試験と，②過去の等価換算表に関する文献レビューに基づいて薬原性パーキンソン症状の治療作用を総合的に評価した等価換算表（表11.4）を作成した。

表11.4には，すでにわが国では発売が中止されたbenztropineの等価換

表11.4 薬原性錐体外路症状に対する抗パーキンソン薬の
　　　等価換算表—稲垣・稲田2006年版—
(mg)

アマンタジン	100
benztropine（発売中止）	1
ビペリデン	2
ジフェンヒドラミン	30
ヒドロキシジン	65
マザチコール	8
メチキセン	10
ピロヘプチン	4
プロフェナミン	100
プロメタジン	50
トリヘキシフェニジル	4

算値も記載されている。これは海外ではbenztropineが代表的抗パーキンソン薬の一つとして使用されており，抗パーキンソン薬の等価換算における基準薬物とされることも多いので，海外との共同研究や文献を参照する際の有用性を考慮してのことである。

4 抗うつ薬の等価換算

　抗うつ薬の等価換算が臨床現場で用いられることは，反応不良例に対する切り替えの際や治療抵抗性うつ病に該当するかどうかを検討する際などに多く，総投与量の把握を目的として利用されることは抗精神病薬の等価換算に比べれば少ないと想定される。その背景には，①三環系および四環系抗うつ薬は抗精神病薬やベンゾジアゼピンと比較して安全域が狭く，投与量の上限も明らかであり，十分量の抗うつ薬の使用が単剤でも十分可能なこと，②抗精神病薬同士あるいはベンゾジアゼピン同士の併用と比較して，抗うつ薬同士の併用はリスクが高いために，抗うつ薬同士の併用が行われる頻度が相対的に低いことなどが考えられる。しかしながら，わが国で2006年に外来気分障害患者を対象に実施された処方調査[5]では，抗うつ薬を服用している外来気分障害の3分の1以上が複数の抗うつ薬の併用投与を受けていたという報告があり，海外に比べ突出して多剤併用療法の多

表11.5 抗うつ薬の等価換算表—稲垣・稲田2006年版—　(mg)

アミトリプチリン	150
アモキサピン	150
クロミプラミン	120
desipramine（発売中止）	150
ドスレピン	150
フルボキサミン	150
イミプラミン	150
ロフェプラミン	150
マプロチリン	100
ミアンセリン	60
ミルナシプラン	100
ノルトリプチリン	75
パロキセチン	40
safrazine（発売中止）	30
セルトラリン	100
セチプチリン	6
スルピリド	300
トラゾドン	300
トリミプラミン	150

いわが国では抗うつ薬の等価換算も利用価値が高い。

　表11.5は，わが国で行われたうつ病を対象とした37の実薬対照二重盲検比較試験を主たる資料とし，また海外で実施された20以上の実薬対照二重盲検比較試験を補助的資料として作成された「稲垣・稲田2006年版等価換算表」である。この換算表は著者らによる2001年版等価換算表[7]の改訂版であるが，2001年から2006年の間に公表された二重盲検比較試験のデータを反映して，2001年版とはミルナシプランの換算値が150から100に修正された点が異なっているので注意されたい。

5　抗不安薬／睡眠薬の等価換算

　抗不安薬／睡眠薬についてもこれまでに数多くの換算表が公表されている。抗不安薬／睡眠薬の等価換算表が作成されるに際しては基礎薬理学的なデータに基づいて作成する方法と，臨床データに基づいて作成する方法の二つが考えられる。基礎薬理学的データに基づいて作成する場合には，

マウスやラットを用いて測定した抗コンフリクト作用や馴化作用，抗ペンテトラゾール作用，筋弛緩作用などに関するデータを参考資料とすることが考えられるが，ヒトとヒト以外の動物の間には薬物代謝能に差がみられるので，動物実験データに基づいて作成された換算表が臨床使用に耐えうるという保証がないことには留意する必要がある。臨床データに基づいて作成される場合には，二重盲検比較試験から個人的な臨床経験に至る様々なデータを参考資料にすることができるが，抗不安薬／睡眠薬の治療効果には催眠作用，鎮静作用，抗けいれん作用，抗不安作用，筋弛緩作用などがあり，投与対象も神経症性障害や睡眠障害のみならず，アルコール・薬物離脱症候群や，いわゆる心身症，自律神経失調症，てんかん，高血圧，消化器疾患，斜頸など多岐にわたっているので，これらの多様な病態に対する多様な治療効果を同列に扱うことは必ずしも妥当であるとはいえない。実際，現在使用可能な，数ある抗不安薬／睡眠薬の換算表を見渡すと，①離脱症状治療で使用される換算表と，②離脱症状以外の治療効果を評価した換算表，そして③そのいずれに該当するのか明らかでない換算表の三つに分けられ，②の換算表はさらに，1)抗不安作用に基づいた換算表と，2)催眠作用に基づいた換算表に分けられるが，これらは必ずしも互いに等しい値とはなっていない。また，このほかにも抗不安薬／睡眠薬の半減期がゾルピデムのような極めて短いものから，クアゼパムやクロナゼパムなどのように極めて長いものまで，多様な薬剤が存在し，前者の超短時間・短時間作用型薬物では日中不安や早朝不眠などが出現するリスクが比較的高いが，後者ではこれらのリスクが低いことにも留意が必要である。著者らはこれらの問題点について検討した上で，表11.6に示した稲垣・稲田2006年版等価換算表を作成した。

　この換算表は，①催眠作用に基づいた換算値と抗不安作用に基づいた換算値が互いに概ね等しいという前提に立ち，②睡眠障害，手術前夜不眠，神経症，あるいは不安・緊張を主訴とする患者を対象とした実薬対照二重盲検試験がわが国で実施されていた場合にはそれらの臨床試験データを，③セコバルビタールやアモバルビタール，抱水クロラールなどのようにわが国で二重盲検比較試験が実施されたことがなかった場合やクロナゼパム

表11.6 抗不安薬・睡眠薬の等価換算－稲垣・稲田2006年版 (mg)

アルプラゾラム	0.8	アモバルビタール	50
ブロマゼパム	2.5	バルビタール	75
クロルジアゼポキシド	10	ブロモバレリル尿素	500
クロバザム	10	ブロチゾラム	0.25
クロナゼパム	0.25	butoctamide（発売中止）	500
クロラゼプ酸二カリウム	7.5	抱水クロラール	250
クロチアゼパム	10	エスタゾラム	2
クロキサゾラム	1.5	フルニトラゼパム	1
ジアゼパム	5	フルラゼパム	15
エチゾラム	1.5	ハロキサゾラム	5
フルジアゼパム	0.5	ロルメタゼパム	1
フルタゾラム	15	ニメタゼパム	5
フルトプラゼパム	1.67	ニトラゼパム	5
ロフラゼブ酸エチル	1.67	パッシフローラエキス	100
ロラゼパム	1.2	ペントバルビタールカルシウム	50
メダゼパム	10	フェノバルビタール	15
メキサゾラム	1.67	クアゼパム	15
oxazepam（発売中止）	15	リルマザホン	2
オキサゾラム	20	セコバルビタールナトリウム	50
プラゼパム	12.5	トリアゾラム	0.25
タンドスピロン	(25)	ゾルピデム	10
トフィソパム	125	ゾピクロン	7.5

のようにてんかんを対象とした試験しか実施されていなかった場合には，文献レビューを根拠とし，④トフィソパムのように自律神経失調症を対象疾患とした臨床試験しか実施されておらず，しかも参考とすべき文献値がみられなかった場合には，自律神経失調症を対象疾患とした臨床試験のデータで代用して換算値を決定した．なお，タンドスピロンに関しては，ベンゾジアゼピン系抗不安薬とは作用機序が異なっているものの，ジアゼパムやトフィソパムを対照薬とした臨床試験がわが国で実施されており，我々の等価換算値の根拠の大部分が二重盲検比較対照試験の結果をもとにしていることから，換算値をかっこ付きで表示している．

6 等価換算の使用上の留意点

　実際に等価換算を使用するにあたっては留意を要する点がいくつかある。

　第一に，互いに換算値の大きく異なる等価換算が何種類も存在することである。抗精神病薬を例にとると，1983年版の融の等価換算表と1985年版の伊藤の換算表を比較した場合には換算値が10倍も異なる薬剤が存在する。また，同一の著者が作成したもので，あらたなエビデンスがほとんどないにもかかわらず，個人の経験をもとに換算値が大きく改訂される場合もある。このような換算値の違いは，臨床上では向精神薬の切り替えを行う際に必要以上の薬剤が処方されて過鎮静や重篤な副作用が出現したり，逆に不十分な量しか処方されないために精神症状の再燃や悪化をきたす懸念がある。また，研究調査によって使用される換算表がまちまちであると，採用される換算表によって結果が大きく左右されたり，研究調査間の比較がストレートにできないといった支障をきたすことがある。

　もう一つの問題点は，公表されている等価換算の中には換算値の根拠が明らかにされていないものがある点である。例えば，大半の抗精神病薬はドパミン受容体遮断作用を有し，抗精神病薬の力価と錐体外路症状の出現頻度の間にも相関があり，さらに統合失調症治療における臨床用量とドパミン受容体に対する親和性に強い相関関係がみられるという知見が報告されているが，ドパミン受容体拮抗作用に関する基礎薬理学的データは等価換算の根拠としてはほとんど用いられていない点に留意すべきである。我々が公表した2006年版等価換算表は，二重盲検比較試験という臨床データを優先的に採用して換算値を決定している。

　最も注意しなければならないのは，等価換算表における換算値はあくまでも概算値にすぎないことである。換算表は向精神薬の切り替えに際して，切り替え速度の検討や切り替え後の投与量を概算するための大まかな目安にはなるが，この換算値のみに基づいて機械的に抗精神病薬の投与量を決定することは不適切である。向精神薬の至適投与量には，併用している薬剤の有無や，薬物代謝酵素活性レベルなどによって大きな個人差がみられ

るので，日常臨床における最適治療量の把握は常に注意深い臨床観察に基づいて行わなければならないのはいうまでもない．

■参考文献
1) 稲垣中, 稲田俊也, 藤井康男他：向精神薬の等価換算. 星和書店, 東京, 1999.
2) 稲垣中, 稲田俊也：各種ガイドライン等における抗精神病薬の等価換算. 稲田俊也編：各種ガイドライン・アルゴリズムから学ぶ統合失調症の薬物療法. アルタ出版, 東京, pp69-85, 2006.
3) 稲垣中, 稲田俊也：2006年版向精神薬等価換算. 臨床精神薬理 9: 1443-1447, 2006.
4) 稲垣中, 稲田俊也：向精神薬の等価換算. 日本臨床精神神経薬理学会専門医制度委員会編：臨床精神神経薬理学テキスト. 星和書店, 東京, pp472-480, 2006.
5) 稲垣中, 中川敦夫, 山口洋介他：わが国の外来気分障害患者における新規抗うつ薬の処方実態. 第103回日本精神神経学会, 高知, 平成19年5月17-19日.
6) 稲垣中, 冨田真幸：日本における新規抗精神病薬と多剤大量処方. 臨床精神薬理 6: 391-401, 2003.
7) 稲垣中, 稲田俊也, 藤井康男他：等価換算表を利用する際の留意点.「臨床精神薬理」編集委員会 監修：精神神経病用薬一覧 2005年版. 星和書店, 東京, pp132-139, 2001.

第12章

向精神薬の薬効評価に用いられる評価尺度

稲田 俊也, 岩本 邦弘

1 統合失調症の薬効評価に用いられる評価尺度

1) Brief Psychiatric Rating Scale（BPRS）

BPRSは，1962年にOverallとGorhamによって開発されて以来，簡便で包括的な精神症状評価尺度として，主として統合失調症の薬効評価や臨床精神薬理学研究の際などに広く使用されてきた評価尺度である。開発当初のOverall版[34]は16項目であったが，その後1966年に診断分類研究上の目的で主に躁状態や統合失調感情症に対する評価のため，興奮および見当識障害の2項目が追加された。この18項目のOverall版のほか，Overall版から重症度0点（評価実施せず）の記載部分が削除されたECDEU版や7段階の重症度に対してアンカーポイントの設定されたOxford版[29]，10項目が抽出されたBech版[1]など，様々な改変版が発表されている。わが国において抗精神病薬の臨床試験に広く使われてきたBPRS慶大版は18項目のOverall版と同じ項目で構成されており，各項目は「1. 症状なし」から「7. 最重度」までの7段階で評価される。1995年には日本語訳の一部が改訂され，高い信頼性のあることが公表されている[30]。2001年にはBPRS評価のための構造化面接がCrippaら[6]により公表されている。

2) Positive and Negative Syndrome Scale (PANSS)

　PANSSは，統合失調症の精神状態を全般的に把握することを目的として，Kayら[26]が開発した評価尺度であり，統合失調症の臨床精神薬理学研究において最も広く使用されている評価尺度の一つである。BPRSの18項目を含む30項目で構成されており，その内訳は陽性尺度7項目，陰性尺度7項目，それに総合精神病理尺度16項目からなっている。各評価項目の重症度は1～7の7段階に分けられており，そのそれぞれに具体的なアンカーポイントが明記されている。Kayらが作成した面接手順のマニュアルには，各評価項目ごとに患者への具体的な質問例が詳細に記載されており，これらを用いた臨床面接および看護職員や家族から得られた情報をもとに，過去1週間の重症度の評価を行う。日本語版PANSSは山田ら[40]により公表されている。

3) Drug Induced Extra-Pyramidal Symptoms Scale (DIEPSS)

　統合失調症患者において抗精神病薬の薬効評価を行う際には，精神症状に対する有効性とともに，副作用として発現する薬原性錐体外路症状の重症度を評価する目的で，薬原性錐体外路症状の評価尺度も用いられることが多い。DIEPSSは1994年に開発された錐体外路症状全般を評価対象としたスケールであり[15]，わが国で唯一信頼性と妥当性の確立された評価尺度である。歩行，動作緩慢，流涎，筋強剛，振戦，アカシジア，ジストニア，ジスキネジアの個別症状8項目と概括重症度1項目の全部で9項目で構成されている。各評価項目の重症度は0～4の5段階で，各重症度にはそれぞれ詳細なアンカーポイントが設けられている。原文は英語であるが，評価尺度を開発する段階から日本語版の作成が同時進行ですすめられ，原文と日本語訳が完全に1対1対応するような英単語や英語表現が使われている。評価尺度と使用の際のマニュアルには日本人評価者のために，その忠実な日本語訳が原文の下に記載されている。わが国では新規抗精神病薬の臨床試験で広く使用されており[16,18]，2002年には韓国語版が公表されている[27]。

2 気分障害の薬効評価に用いられる評価尺度

1) Hamilton Depression Scale（HAM-D）

HAM-Dは1960年にHamiltonによって発表されたうつ病の重症度を評価するための尺度である[11,14]。その有用性から世界中で広く使用されており，研究用途や評価目的に応じたさまざまな改変版，要約版，拡張版などが開発されている。うつ病の重症度を表す17項目で構成された主要17項目版と，これに追加の4項目を加えた21項目版が主に用いられている。各項目の重症度評価は0～2の3段階評価，または0～4の5段階評価となっているが，重症度評価についての明確なアンカーポイントが存在しないことによる信頼性の問題を克服するため，Pottsら[35]やWilliams[43]による構造化面接が公表されている。わが国では1979年以降，長崎大学，北里大学，慶應義塾大学による和訳併用版が用いられてきたが，1992年には長崎大学によりその翻訳改訂版が発表され，また日本語版の構造化面接についても中根ら[33]が発表している。

2) Montgomery-Åsberg Depression Rating Scale（MADRS）

MADRS[30]は，もともとはÅsbergやMontgomeryにより開発された包括的精神病理学評価尺度（Comprehensive Psychopathological Rating Scale：CPRS）[1]の中からうつ状態を評価するための10項目を抽出したCPRSの下位尺度であり，CPRS英語版の公表された翌年に同じ著者らによって10項目のアンカーポイントの英文表現を一部改訂し，またアンカーポイントの得点刻みを1点から2点として公表されたうつ病の重症度評価尺度である。抑うつ症状の改善を敏感に反映させられるよう身体症状の影響を極力除外して，精神症状を中心とした抑うつ症状と無快感症を重視している点が特徴である。全部で10項目からなり，各項目の重症度は0～6の整数値で評点し，偶数評点にアンカーポイントが設けられている。わが国では昭和大学グループによるMADRS日本語版[20]が公表されており，英文と日本語訳が同時開発された半構造化面接ガイドSIGMA（Structured Interview Guide for MADRS）[19]を用いることによって日本語版MADRSは

高い評価者間信頼性のあることが確認されている[11]。

3) Young Mania Rating Scale（YMRS）

YMRSは，気分障害患者における躁病エピソードの重症度を評価する目的で，Youngら[15]によって開発された臨床面接に基づく評価尺度であり，気分高揚，活動の量的－質的増加，性的関心，睡眠，易怒性，会話（速度と量），言語－思考障害，思考内容，破壊的－攻撃的行為，身なり，病識の11項目で構成されている。Beigelらのスケールよりも評価項目数が少なく，各項目の定義を明確化しており，またPettersonらのスケールよりも項目数を増やして広範囲の評価を行えるように考案された評価尺度であり，高い評価者間信頼性が示され，躁病の臨床試験に広く使用されている。15～30分間の面接による行動観察に重きをおき，患者の主観的な陳述も併せて評価し，該当する症状が一つでも含まれるアンカーポイントのうち，最も重症度の高いものがその項目の評点となる。また，易怒性，会話，思考内容，破壊的－攻撃的行為の4項目は，躁病エピソードが重症であり面接に協力が得られない場合を補うために，その他の7項目の2倍の重みづけがなされており，項目得点は0～4点または0～8点で，総得点は0～60点の範囲で評価する。わが国では稲田らがYMRS日本語版の信頼性を確立し[17]，評価の手引き[20]とトレーニングDVD[23]を公表している。

3　不安障害の薬効評価に用いられる評価尺度

1) Hamilton Anxiety Scale（HAM-A）

HAM-Aは不安障害を呈する患者に認められるさまざまな症状の重症度を評価するためにHamiltonにより開発されたスケールである[10]。評価項目には不安に伴う精神症状や自律神経症状，不眠，認知障害，抑うつ気分，面接時の行動などが含まれ，最近では全般性不安障害等の不安障害治療薬の薬効評価の際に用いられる。重症度は0～4の5段階に分けられ，各重症度に該当する症状が列記されている。各項目の重症度にそれぞれ具体的なアンカーポイントが設けられ，質問例も提示された構造化面接ガイドが

Brussら[5]やShearら[40]により開発されており，Shearらが開発した構造化面接ガイドSIGH-Aの日本語版は稲田らによって信頼性が確立されている。

2）リーボヴィッツ社会不安尺度（L-SAS）

L-SASは社会恐怖（社会不安障害）の臨床症状の重症度を評価する目的で開発された評価尺度である[13,37]。評価項目は全部で24項目で構成されており，行為状況に関する13項目と社交状況に関する11項目が混在して並べられている。各評価項目はそれぞれ，「恐怖感／不安感」と「回避」の程度を0～3の4段階で評価するようになっている。アンカーポイントは24項目共通で，「恐怖感／不安感」と「回避」の程度に分けて用意されている選択的セロトニン再取り込み阻害薬の社会不安障害に対する有用性や治療反応性などを検討する臨床試験などに用いられている。わが国では，朝倉ら[3]がL-SAS日本語版の信頼性および妥当性について報告している。

3）パニック障害重症度評価尺度（PDSS）

PDSSはShearら[38,39]によって開発されたパニック障害の重症度を評価する尺度であり，パニック障害と診断された患者に対し，その中核的な症状の重症度を評価する目的で作成された評価尺度である。①発作の頻度，②発作中の不快度，③予期不安，④広場恐怖と回避，⑤内受容器感覚性の恐怖と回避，⑥職業上の障害，⑦社会生活上の障害，の7項目からなり，0～4の5段階で重症度評価が行われる。各項目には代表的な質問文が用意されており，構造化された臨床面接により評価が行われ，診断評価に要する時間は10～15分程度である。わが国では古川ら[42]がPDSS日本語版の信頼性を確立し，稲田ら[21]が評価の手引きとトレーニングDVDを公表している。

4）Yale-Brown Obsessive Compulsive Scale（Y-BOCS）

Y-BOCSは，強迫性障害の重症度評価を目的としてエール大学とブラウン大学の研究者らが共同で開発した評価尺度である[8,9]。全部で10項目の評価項目で構成され，強迫観念と強迫行為のそれぞれについて費やす時間，

社会的障害，伴う不快感，抵抗，制御の5項目の重症度を評価する。アンカーポイントは重症度が高いほど高得点になるように0～4の5段階評価で評価するようになっている。わが国では，中嶋ら[32]がY-BOCS日本語版の信頼性および妥当性について報告している。

4 認知症の薬効評価に用いられる評価尺度

1）Behavioral Pathology in Alzheimer's Disease（Behave-AD）

Behave-ADは，アルツハイマー型認知症の薬物治療の際に，患者にみられる精神症状の重症度の推移を評価することを目的として，Reisbergら[36]が1987年に開発した評価尺度である。介護者との面接に基づき，パラノイドと妄想，幻覚，行動異常，攻撃性，日内リズム障害，感情障害，不安および恐怖の7つのサブスケールからなり，個別症状の25項目と全般評価項目で構成され，各項目は「0．なし」から「3．最重度」までの4段階で評価する。わが国では朝田ら[2]が日本語版BEHAVE-ADの信頼性について報告している。

2）Mini Mental State Examination（MMSE）

MMSEは，1975年にFolsteinら[7]によって作成された認知症のスクリーニングに用いられる評価尺度である。全部で11項目で構成されており，前半の5問は言語性テスト，後半の6問が動作性テストとなっている。北村らにより確立されたMMSE日本語版[28]は長谷川式簡易知能評価スケールなど，ほかの認知症のスクリーニングテストとの間で高い相関が認められている。

3）改訂長谷川式簡易知能評価スケール（HDS-R）

HDS-Rは，1974年に長谷川らによって発表されたわが国で最も古い歴史をもつ認知症のスクリーニングテストの一つである長谷川式簡易知能評価スケール（HDS）[12]の改訂版[25]である。HDSはその簡便性と有用性から広く使用されてきたが，時代とともに信頼性が低下する（太平洋戦争の終わっ

た年),回答がよくかわる(日本の総理大臣),正解不明のことがある(出生地),基準が一定しない(最近起こった出来事からどのくらいたったか)などの問題点が指摘され,これらの質問事項が削除され,新たに単語の復唱,単語の遅延再生,言語の流暢性が加えられ,1991年にHDS-Rとして発表された。

■参考文献

1) Andersen J, Larsen JK, Schultz V, et al: The brief psychiatric rating scale. Dimension of schizophrenia-reliability and construct validity. Psychopathology 22: 168-176, 1989.
2) 朝田隆,本間昭,木村道宏他:日本語版BEHAVE-ADの信頼性について. 老年精神医学雑誌 10: 825-834, 1999.
3) 朝倉聡,井上誠士郎,佐々木史他:Liebowitz Social Anxiety Scale (LSAS) 日本語版の信頼性および妥当性の検討. 精神医学 44: 1077-1084, 2002.
4) Åsberg M, Montgomery C, Periss C, et al: A comprehensive psychopathological rating scale. Acta Psychiatr Scand 271 (Suppl): 5-27, 1978.
5) Bruss GS, Gruenberg AM, Goldstein RD, et al: Hamilton Anxiety Rating Scale Interview guide: joint interview and test-retest methods for interrater reliability. Psychiatry Res: 191-202, 1994.
6) Crippa JA, Sanches RF, Hallak JE, et al: A structured interview guide increases Brief Psychiatric Rating Scale reliability in raters with low clinical experience. Acta Psychiatr Scand 103: 465-470, 2001.
7) Folstein MF, Folstein SE, McHugh PR: "Mini-Mental State": a practical method for grading the cognitive state for the clinician. J Psychiatr Res 12: 189-198, 1975.
8) Goodman WK, Price LH, Rasmussen SA, et al: The Yale-Brown Obsessive-Compulsive Scale (Y-BOCS) Part Ⅰ: Development, use, and reliability. Arch Gen Psychiatry 46: 1006-1011, 1989.
9) Goodman WK, Price LH, Rasmussen SA, et al: The Yale-Brown Obsessive-Compulsive Scale (Y-BOCS) Part Ⅱ: Validity. Arch Gen Psychiatry 46: 1012-1016, 1989.
10) Hamilton M: The assessment of anxiety states by rating. Br J Med Psychol 32: 50-55, 1959.
11) Hamilton M: A rating scale for depression. J Neurol Neurosurg Psychiat 23:

56-62, 1960.
12) 長谷川和夫, 井上勝也, 守屋國光：老人の痴呆診査スケールの一検討. 精神医学 16: 965-969, 1974.
13) Heimberg RG, Horner KJ, Juster HR, et al: Psychometric properties of the Liebowitz Social Anxiety Scale. Psychol Med 29: 199-212, 1999.
14) 稲田俊也, 八木剛平, 中根允文：ハミルトンうつ病評価尺度: その歴史と用法. 精神科診断学 6: 61-71, 1995.
15) 稲田俊也 著, 八木剛平 監修：薬原性錐体外路症状の評価と診断 – DIEPSSの解説と利用の手引き –. 星和書店, 東京, 1996.
16) Inada T, Yagi G, Miura S: Extrapyramidal symptom profiles in Japanese patients with schizophrenia treated with olanzapine or haloperidol. Schizophr Res 57: 227-238, 2002.
17) 稲田俊也, 樋口輝彦, 上島国利他：Young Mania Rating Scale日本語版の信頼性についての予備的検討. 臨床精神薬理 5: 425-431, 2002.
18) Inada T, Beasley C, Tanaka Y, et al: Extrapyramidal symptom profiles assessed with DIEPSS: comparison with western scales in the clinical double-blind studies of schizophrenic patients treated with either olanzapine or haloperidol. Int Clin Psychopharmacol 18: 39-48, 2003.
19) 稲田俊也 編著, 稲田俊也, 岩本邦弘, 高橋長秀他 著：SIGMAを用いたMADRS日本語版によるうつ病の臨床評価. じほう, 東京, 2004.
20) 稲田俊也 編著, 稲田俊也, 稲垣中, 中谷真樹他 著：ヤング躁病評価尺度日本語版 (YMRS-J) による躁病の臨床評価. じほう, 東京, 2005.
21) 稲田俊也 総監修・著作：日本語版PDSSトレーニングDVD. 日本精神科評価尺度研究会 (http://www.jsprs.org/), 東京, 2006年6月15日.
22) 稲田俊也 総監修, 著作：日本語版MADRSトレーニングDVD. 日本精神科評価尺度研究会 (http://www.jsprs.org/), 東京, 2006年6月30日.
23) 稲田俊也 総監修, 著作：日本語版YMRSトレーニングDVD. 日本精神科評価尺度研究会 (http://www.jsprs.org/), 東京, 2006年11月30日.
24) 上島国利, 樋口輝彦, 田村かおる他：Montgomery Asberg Depression Rating Scale (MADRS) の日本語訳の作成経緯. 臨床精神薬理 6: 341-363, 2003.
25) 加藤伸司, 下垣光, 小野寺敦志他：改訂版長谷川式簡易知能評価スケール (HDS-R) の作成. 老年精神医学雑誌 2: 1339-1347, 1991.
26) Kay SR, Opler LA, Fiszbein A: Positive and negative syndrome scale. Multi-Health System Inc. Tronto, Canada, 1991.
27) Kim JH, Jung HY, Kang UG, et al: Metric characteristics of the drug-induced extrapyramidal symptoms scale (DIEPSS): a practical combined rating scale for

drug-induced movement disorders. Mov Disorder 17: 1354-1359, 2002.
28) 北村俊則：Mini Mental State の使用の手引き. 厚生省神経疾患研究委託費「老年期の痴呆の病因・病態・治療に関する総合的研究」班ワーキンググループ研究報告書「痴呆評価法の使用の手引き」, pp18-21, 1986.
29) Kolakowska T: Brief psychiatric rating scale. Glossaries and rating instructions. Oxford University, Oxford, 1976.
30) 宮田量治, 藤井康男, 稲垣中他：BPRS日本語版の信頼性の検討. 臨床評価 23: 357-367, 1995.
31) Montgomery SA, Asberg M: A new depression scale designed to be sensitive to change. Br J Psychiatry 134: 382-389, 1979.
32) 中嶋照夫, 中村道彦, 多賀千明他：Yale-Brown Obsessive-Compulsive Scale 日本語版（JY-BOCS）とその信頼性・妥当性の検討. 臨床評価 21, 491-498, 1993.
33) 中根允文, Williams JBW：HAM-Dの構造化面接SIGH-D日本語版について. 臨床精神薬理 6: 1353-1368, 2003.
34) Overall JE, Gorham DR: The brief psychiatric rating scale. Psychol Rep 10: 799-812, 1962.
35) Potts MK, Daniel M, Burnam MA, et al: A structured interview version of the Hamilton Depression Rating Scale: evidence of reliability and versatility of administration. J Psychiatr Res 24: 335-350, 1990.
36) Reisberg B, Borenstein J, Fransseen E, et al: BEHAVE-AD; A clinical rating scale for the assessment of pharmacologically remediable behavioral symptomatology in Alzheimer's disease. In: Altman A (Eds): Alzheimer's disease problems, prospects, and perspectives. Plenum, New York, pp1-16, 1987.
37) Safren SA, Heimberg RG, Horner KJ, et al: Factor structure of social fears: The Liebowitz Social Anxiety Scale. J Anxiety Disorders 13: 253-270, 1999.
38) Shear MK, Brown TA, Barlow DH, et al: Multicenter collaborative panic disorder severity scale. Am J Psychiatry 154: 1571-5, 1997.
39) Shear MK, Rucci P, Williams J, et al: Reliability and validity of the Panic Disorder Severity Scale: replication and extension. J Psychiatr Res 35: 293-296, 2001.
40) Shear MK, Bilt JV, Rucci P, et al: Reliability and validity of a structured interview guide for the hamilton anxiety rating scale (SIGH-A). Depression and Anxiety 13: 166-178, 2001.
41) Takahashi N, Tomita K, Higuchi T, et al: The inter-rater reliability of the Montgomery-Asberg Depression Rating Scale (MADRS) using a Structured Interview Guide for Montgomery-Asberg Depression Scale (SIGMA). Hum

Psychopharmacol Clin Exp 19: 187-192, 2004.
42) 高塩理, 大坪天平, 田中克俊他：Panic Disorder Severity Scale日本語版 (PDSS-J) の妥当性と反応性の検討. 臨床精神薬理 7: 1155-1168, 2004.
43) Williams JBW: A structured interview guide for the Hamilton depression scale. Arch Gen Psychiatry 45: 742-747, 1988.
44) 山田寛, 増井寛治, 菊本弘次訳：陽性・陰性症状評価尺度 (PANSS) マニュアル. 星和書店, 東京, 1991.
45) Young RC, Biggs JT, Ziegler VE, Meyer DA: A rating scale for mania. Br J Psychiatry, 133: 429-435, 1978.

□編集
　稲田　俊也（財団法人神経研究所附属晴和病院　副院長）

□監修
　稲田　俊也（財団法人神経研究所附属晴和病院　副院長）
　稲垣　　中（慶應義塾大学大学院健康マネジメント研究科　准教授）
　伊豫　雅臣（千葉大学大学院医学研究院精神医学　教授）
　尾崎　紀夫（名古屋大学大学院医学系研究科精神医学・親と子どもの心療学分野　教授）

精神疾患の薬物療法ガイド

2008年1月19日　初版第1刷発行
2008年12月10日　初版第2刷発行

　編　集　　稲田　俊也
　監　修　　稲田　俊也・稲垣　　中・伊豫　雅臣・尾崎　紀夫
　発行者　　石澤　雄司
　発行所　　株式会社　星和書店

　　　　　　東京都杉並区上高井戸1−2−5　〒168-0074
　　　　　　電話　03(3329)0031（営業）／03(3329)0033（編集）
　　・FAX　03(5374)7186
　　　　　　http://www.seiwa-pb.co.jp

Ⓒ2008　星和書店　　Printed in Japan　　ISBN978-4-7911-0652-3

米国国立精神保健研究所 分子遺伝学研究グループによる **遺伝研究のための精神科診断面接** 〔DIGS〕日本語版	稲田和也、 伊豫雅臣 監訳	B5判 240p 4,400円
〈新装丁版〉 **薬原性錐体外路症状の 評価と診断** DIEPSSの解説と利用の手引き	八木剛平 監修 稲田俊也 著	B5判 68p 1,900円
「臨床精神薬理」発刊10周年記念 **統合失調症の 薬物療法100のQ&A**	藤井康男 編集 稲垣 中 編集協力	B5判 356p 5,800円
急性薬物中毒の指針 日本総合病院精神医学会治療指針4	日本総合病院精神医学会 治療戦略検討委員会 （主担当：上條吉人）編	四六変形 (縦18.8cm× 横11.2cm) 132p 2,400円
臨床精神神経薬理学 テキスト 改訂第2版	日本臨床精神神経薬理 学会専門医制度委員会 編 編集代表：染矢俊幸	B5判 544p 8,600円

発行：星和書店　http://www.seiwa-pb.co.jp　　価格は本体（税別）です

スタールのヴィジュアル薬理学 **抗精神病薬の精神薬理**	S. M. Stahl 著 田島治、林建郎 訳	A5判 160p 2,600円
抗うつ薬理解の エッセンス	Mike Briley 著 望月大介 訳	四六変形 (縦18.8cm× 横11.2cm) 92p 1,800円
こころの病に効く薬 ―脳と心をつなぐメカニズム入門―	渡辺雅幸 著	四六判 248p 2,300円
こころのくすり 最新事情	田島治 著	四六判 160p 1,800円
セロトニンと 神経細胞・脳・薬物 セロトニンを理解し、新薬の可能性を探る	鈴木映二 著	A5判 264p 2,200円

発行：星和書店　http://www.seiwa-pb.co.jp　価格は本体（税別）です

精神治療薬大系

[改訂新版 2001]
〈上〉向精神薬の歴史・基礎・臨床／他
〈中〉抗パーキンソン薬／他
〈下〉向精神薬の副作用とその対策／他
別巻 向精神薬一覧、最新の進歩

三浦貞則 監修
上島国利、村崎光邦、
八木剛平 編

A5判
〈上〉〈中〉
6,800円
〈下〉
4,400円
別巻
2,800円

リスペリドンを使いこなす
症例を中心に

上田均、
酒井明夫 著

A5判
220p
2,800円

リスペリドン内用液を使いこなす
症例を中心に

武内克也、
酒井明夫 著

A5判
160p
2,800円

ミルナシプランを使いこなす
症例を中心に

樋口久、吉田契造 編

A5判
168p
2,800円

オランザピンを使いこなす

藤井康男 編

A5判
192p
2,800円

発行：星和書店　http://www.seiwa-pb.co.jp　価格は本体(税別)です

精神科症例報告の上手な書きかた	仙波純一 著	四六判 152p 1,800円
精神科急性期治療病棟 急性期からリハビリまで	前田久雄 編	B5判 288p 7,800円
高齢者のための新しい向精神薬療法	D.A.Smith 著 上田均、 酒井明夫 監訳	B6判 160p 2,400円
新版 脳波の旅への誘い 楽しく学べる わかりやすい脳波入門 第2版	市川忠彦 著	四六判 260p 2,800円
不安とうつの脳と心のメカニズム 感情と認知のニューロサイエンス	Dan J.Stein 著 田島治、 荒井まゆみ 訳	四六判 180p 2,800円

発行：星和書店　http://www.seiwa-pb.co.jp　価格は本体(税別)です

書名	著訳者	判型・頁・価格
すぐ引ける、すぐわかる 精神医学最新ガイド	R.W.ロッキマ 著 勝田吉彰、 吉田美樹 訳	四六判 596p 2,700円
こころの治療薬ハンドブック 第5版 向精神薬の錠剤のカラー写真が満載	山口、酒井、 宮本、吉尾 編	四六判 288p 2,600円
わかりやすい 子どもの精神科薬物療法 ガイドブック	ウィレンズ 著 岡田俊 監訳・監修・訳 大村正樹 訳	A5判 456p 3,500円
パニック障害100のQ&A	C.W.バーマン 著 郭 哲次 監訳 東 柚羽貴 訳	四六判 244p 1,800円
統合失調症100のQ&A 苦しみを乗り越えるために	リン・E・デリシ 著 功刀浩、堀弘明 訳	四六判 272p 1,800円

発行：星和書店　http://www.seiwa-pb.co.jp　価格は本体（税別）です